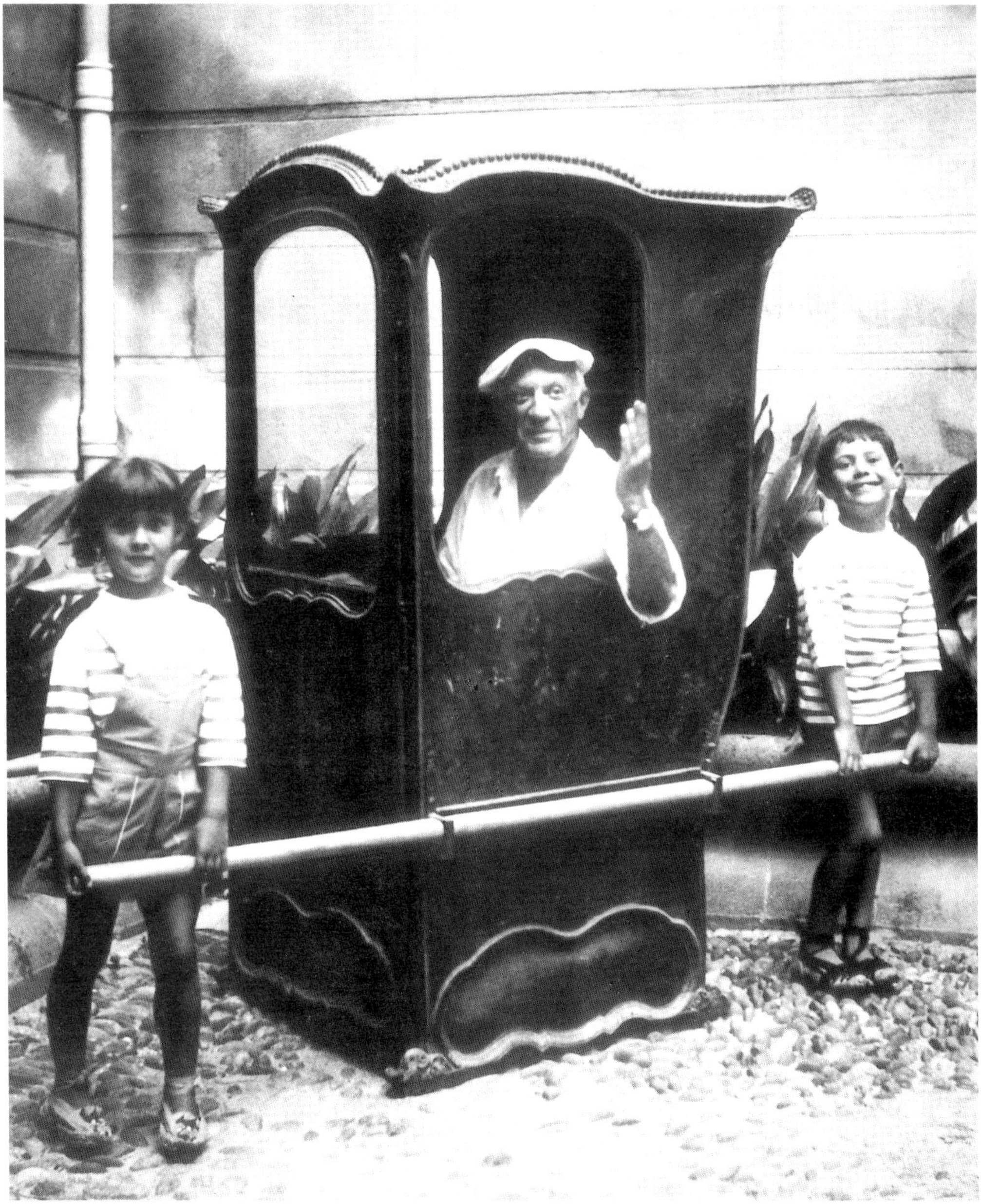

Werner Spies

Picasso *Die Welt der Kinder*

Prestel

Auf dem Einband:
Vorderseite: *Paolo als Harlekin*, 1924, Ausschnitt (vgl. Abb. Seite 57)
Rücken: *Kind mit Taube*, 1901, Ausschnitt (vgl. Abb. Seite 13)

Frontispiz:
Picasso in der Sänfte mit Paloma und Claude, um 1955
(Musée Picasso, Paris)

Die Deutsche Bibliothek – CIP-Einheitsaufnahme

Spies, Werner:
Picasso – die Welt der Kinder / Werner Spies.
München; New York: Prestel, 1994 (Pegasus)
NE: Picasso, Pablo [Ill.]

Prestel-Verlag · Mandlstraße 26 · D-80802 München
Telefon (089) 381709-0 · Telefax (089) 3817 0935

Einbandgestaltung:
F. Lüdtke, A. Graschberger, A. Ehmke, München
Satz: Reinhard Amann, Aichstetten
Gesetzt aus der Bauer-Bodoni
Druck und Bindung: Passavia Druckerei GmbH, Passau

Printed in Germany

ISBN 3-7913-1346-0 (Deutsche Ausgabe)
ISBN 3-7913-1375-4 (Englische Ausgabe)

Inhalt

Für Sophie und Jérôme Seydoux

Dank

Viele Bilder von Kindern begleiten das Werk Picassos. In ihnen erscheint der Stimmungsreichtum des Lebens, sie schwanken zwischen zerbrechlichem Glück und hilfloser Trauer.

Vielen habe ich zu danken: der Familie des Künstlers auf ganz besondere Weise: Catherine Hutin-Blay, Sydney und Claude Picasso, Paloma und Rafael Lopez Cambil, Marina Picasso, Maya Widmaier-Picasso. Ich bedanke mich bei Anne Baldassari, Heinz Berggruen, Marie-Laure Bernadac, Laurence Berthon, Ernst Beyeler, Gilbert de Botton, Piero Crommelynck, Bernd Dütting, Ann Hindry, Jan Krugier, Carolyn Lanchner, Hélène Lassalle, Brigitte Léal, Paule Mazouet, Lionel Prejger, Gérard Régnier, Henning Ritter, Angela Rosengart, William Rubin, Hélène Seckel, Jeanne Sudour und Armin Zweite.

W. S.

*»Auch wenn ich von weit her komme,
bin ich doch ein Kind und habe Lust, zu essen
und in salzigem Wasser zu schwimmen.«*[1]

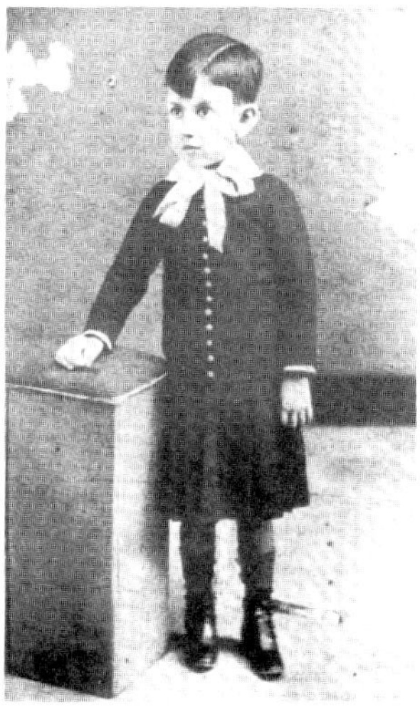

Der vierjährige Pablo

In den vergangenen Jahren richtete sich die Aufmerksamkeit der Ausstellungen und Publikationen auf viele Aspekte im Werk Picassos. Dabei blickte man auch immer wieder gebannt auf den späten Picasso, auf die erschütternde und hemmungslose Selbstaussage eines mythisch gewordenen Giganten, der sich gegen Zerfall und Tod zur Wehr setzt. Dieser existentielle Picasso fordert heraus. Was er in diesen wilden, ›freien‹ Bildern vorführt – die im gierig-schlürfenden Kuß verwachsenen Köpfe, die von Todesangst erfüllten Augen, den vitalen Stellungskrieg der kopulierenden Paare –, dies alles unterstreicht ein schroffes und unharmonisches Gefühl, in dem sich unsere Zeit wiedererkennt.

Die vorliegende Publikation gilt einem harmonischeren Picasso. Tritt auf diese Weise ein gefälliges, konventionelles Thema in den Vordergrund, das diejenigen mit Picasso versöhnen kann, die sich vor den Formexzessen der Moderne fürchten? Der flüchtige Blick auf die Kinderdarstellungen könnte zu diesem Urteil verführen. Denn fraglos bereitet ein Großteil dieser Arbeiten Genuß und Freude. Es gibt darunter Gemälde und Zeichnungen, deren Zärtlichkeit und Brillanz an die berühmtesten Kinderdarstellungen von Raffael, Leonardo, Velázquez, Rubens oder Goya heranreichen. Wir müssen jedoch Picassos Hinwendung zu den Kindern in ihrer Beziehung zum Gesamtwerk sehen. Denn sie ist vielgestaltiger und folgenreicher, als es zunächst den Anschein hat. Das Idyllische, Freundliche, das den Betrachter so spontan anspricht, erhält seine Schlagkraft nicht zuletzt dadurch, daß es durchwegs in einer dialektischen Beziehung zur Dramatik und zur Schärfe der übrigen Bildsprache bleibt. Auf eine Formel gebracht: die Kinderszenen sind auf dem Hintergrund eines oft problematischen, schwierigen Werkes zu sehen. Ihre Rolle innerhalb der Ästhetik Picassos gilt es zu erläutern. Der Picasso, den wir hier antreffen, fordert zu einer Reihe von Fragen auf, deren Beantwortung das Gesamtwerk in einem neuen Lichte erscheinen läßt. Denn es gibt kein anderes Sujet im Werk, das den Ikonographen Picasso auf eine derart präzise und widerspruchsvolle Weise herauszufordern vermochte.

Inseln im Werk

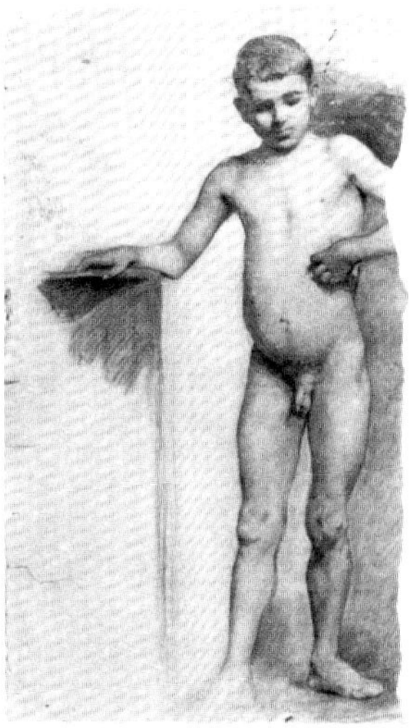

Sich kratzender Knabe 1896

Wie immer, wenn wir im riesigen Œuvre ein Motiv oder eine Technik isolieren, mündet ein solches Unterfangen zunächst in die Kapitulation vor einer entmutigenden Fülle. Denn mag die Darstellung von Kindern Picasso auch nicht gerade kontinuierlich beschäftigt haben, so lassen sich doch viele hundert Bilder und Blätter anführen, in denen er uns Auskunft über sein Verhältnis zu Kindern gibt. Angesichts der Vielfalt des Materials müssen wir dem sogleich eine Beobachtung zur Seite stellen, die das Erscheinen solcher Bilder auszeichnet: Sie liegen wie Inseln im Werk. Picasso wendet sich der Welt der Kinder nur zu bestimmten Zeiten zu. Aber Kinder treten in allen Medien auf, die der Künstler heranzieht. Wir finden sie in Gemälden, Zeichnungen, Skulpturen und Graphiken. Die chronologische Zusammenstellung hebt die Uneinheitlichkeit des Themas hervor. Sie macht mit widersprüchlichen Stimmungen bekannt, mit Zärtlichkeiten wie Ängsten. Doch auch die Gattungen sind abwechslungsreich. Die Skala reicht vom Einzelporträt über das Familienbild, die mythologische Ausschmückung des Sujets bis zur genrehaften Gruppe.

Im großen und ganzen tun wir gut daran, zwischen zwei Gruppen zu unterscheiden, zwischen den ›unpersönlichen‹ Kindern, die als Motiv erscheinen, und den eigenen Kindern Picassos, den Porträts. Der Wechsel der Töne und Stimmungen unterstreicht, daß Kinder, daß Kindheit in Picassos Œuvre nicht als ein für allemal fixierter Zustand existiert. In den zahlreichen Varianten des Themas rekapituliert Picasso geschichtliche ikonographische Vorbilder, greift aber auch nach neuen Formeln. Manches sucht bewußt den konventionellen Reiz des Sujets. Vieles jedoch verletzt die Vorstellung, die man sich vom bürgerlichen Haushalt und von der Geborgenheit der Welt der Kleinen machen möchte. Dies alles spielt sich zwischen Zerbrechlichkeit, Vehemenz und Todesahnung ab. Auf die Simulation eines privaten Hofstaates stoßen wir ebenso wie auf Hinweise auf ein antiautoritäres, chaotisches Laisser-aller.

Überblicken wir das umfangreiche Material, so können wir sagen: der Auftritt der Kinder ist an Bedingungen gebunden, die sich genau definieren lassen. In Barcelona und in den ersten Pariser Jahren haben die narrativen Themen noch eine verhältnismäßig große Bedeutung. Kein Wunder, daß in dieser Phase, in der die szenische Gruppe mehr als in späteren Jahren im Vordergrund steht, auch Kinder, meist kleine Jungen, eine wichtige Rolle einnehmen. Stets haben wir es mit dem Motiv des Kindes zu tun, nicht mit bestimmten Porträts. In den dreißiger und vierziger Jahren sind die bemerkenswertesten Beispiele einer motivischen Verwendung schnell benannt. Ein kleines Mädchen taucht in einer Reihe mythologisch-surrealistischer Szenen der dreißiger Jahre auf. In *Guernica*, in einer Reihe von Studien, die diese Anklage begleiten, sowie einige Jahre später im *Leichenhaus* (Seite 88) symbolisiert ein entsetzlicher kleiner Leichnam den absoluten Schrecken und das Grauen.

Neben dem Motiv steht das Porträt. Generell bleibt die Hinwendung zum Kinderporträt fast ausschließlich an die Biographie des Künstlers gebunden. Die seltenen Gemälde und Zeichnungen, die Picasso von Kindern ausführte, die nicht zur Familie zählen, stammen fast alle aus den Jahren, in denen er selbst noch kinderlos war. Das gilt für Auftragsarbeiten wie *Die Familie Soler* (Seite 25), ein Porträt von Allan Stein (1906) und von der Frau des Kunsthändlers Paul Rosenberg mit ihrem Töchterchen (1918). Aber mehr als dreiviertel der Gemälde, die sich nach Beginn der zwanziger Jahren mit dem Thema Kind überhaupt befassen, beschäftigen sich mit dem eigenen Nachwuchs. Sie zeigen Paul (geb. 1921), Maya (geb. 1935), Claude (geb. 1947) und Paloma (geb. 1949). Wir spüren schnell, daß wir es häufig mit Konfessionen zu tun haben, die einen exzeptionellen, intimen Platz in Picassos Schaffen einnehmen. Nur wenig von dem, was zum Familienalbum gehörte, verließ das Atelier.

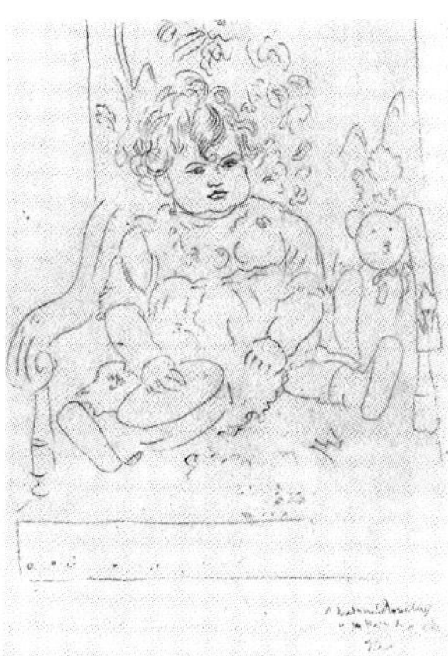

Fräulein Rosenberg 1918

Sicher, ein innigeres Sujet könnte man sich kaum vorstellen. Doch Picasso führt mit der Präsentation dieser ihm scheinbar so nahen Kinderwelt etwas Fernes und nicht Besitzbares vor: Er schildert die Liturgie fremder, unverständlicher Verhaltensweisen. Fasziniert beobachtet er, vor allem in den späten vierziger und frühen fünfziger Jahren, die Animalität des kindlichen, unzivilisierten Seins. Vielleicht haben wir in dieser Suche nach der Spontaneität den Grund dafür zu entdecken, warum sich der Künstler so schnell wieder vom einzelnen Kind, von der Lebensgeschichte seiner Kinder abwendet. Die Arbeiten geben eine überraschende Auskunft: Nur die frühen Altersstufen stellt er in seinen Bildern und Zeichnungen dar. Kinder, die in die Pubertät eintreten, finden so gut wie keinen Platz mehr. Nachdem er das Familienalbum geschlossen hat, verschwinden die Porträts von Kindern fast völlig.[2] In den letzten Jahren regiert der Putto.

Kindheit: Strategie des Beginnens

Diese Hinweise sollten andeuten, daß wir es nicht mit einem eindimensionalen, durchgehend geruhsamen Sujet zu tun haben. Eine Reihe von Bedeutungen heften sich an seine Präsenz. Formale und intime Fragen hängen mit dem, was uns Picasso immer wieder preisgibt, eng zusammen. Wie verhalten sich seine Arbeiten zu denen der Zeitgenossen? Inwiefern leisten sie einen Beitrag zur Definition dieses Genres?

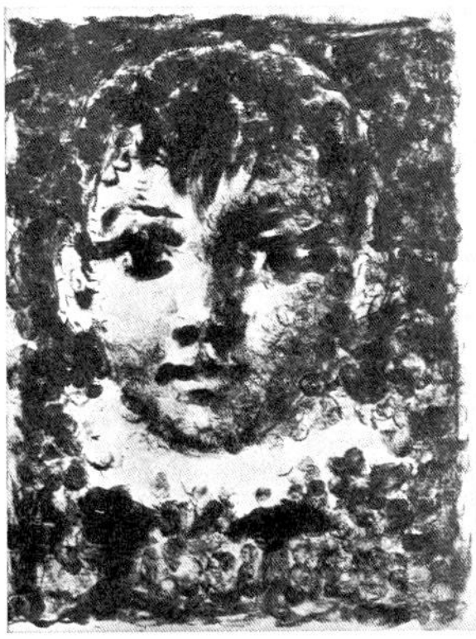

Claude 1950

Eigenständige Darstellungen von Kindern sind eine Errungenschaft der neueren Zeit. Lange beließ man es bei dem hübschen Motiv, oder man sah das Kind als kleinen Erwachsenen. Eine Beobachtung drängt sich auf: Kinder gehören nicht gerade zu den geläufigsten Themen der Kunst unseres Jahrhunderts. Sicher, wir treffen sie – bei Matisse, Kollwitz, Dix, Bellmer, Beckmann oder Balthus. Das Spektrum ist breit. Aber der Inhalt, den uns die Bilder und Zeichnungen vorschlagen, gibt nicht Anstoß zu einem übergreifenden anthropologischen Kommentar. Darin teilt das Kinderbild weitgehend das Schicksal des Porträts und des Figurenbildes überhaupt, denen, wenn sie nicht als anachronistische Überbleibsel angesehen werden, häufig nur noch ein Gefälligkeitswert zukommt. Es gibt in der Kunst unseres Jahrhunderts deshalb auch kein Bild, das als Äquivalent zu Runges *Hülsenbeckschen Kindern* gelten könnte, jener programmatischen Darstellung einer neuen Lebensanschauung, der des »romantischen Kindes«.[3] Moderne Versionen des Sujets scheinen ganz spezielle kompositorische Aufgaben, Wünsche oder Gelüste zu erfüllen, sei es in der Familiengalerie des Künstlers, als Atelierrequisit, Ergebnis einer Gelegenheitsarbeit, oder gestützt auf eine private Mythologie. Diese emblematische Funktion hat das Sujet bei de Chirico (*Das Gehirn des Kindes*, 1914), bei Max Ernst (*Zwei Kinder werden von einer Nachtigall bedroht*, 1924) und auch bei Duchamp, der in *Apolinère Enameled* (1916-17) ein kleines Mädchen mit einem Pinsel auftreten läßt, um zu zeigen, wie kinderleicht und anachronistisch die Malerei geworden ist. Das alles sind interessante, stimulierende Aperçus.

Bei Picasso tritt dieses Thema in größerer Breite auf. Er fordert uns dazu auf, verschiedene Etappen des Umgangs mit dem Kind und der Geschichte der Kindheit in den vergangenen Jahrhunderten noch einmal zu rekapitulieren. Im Zeitraffer zeichnet das Werk manches von dem Prozeß nach, der in die Offenbarung der Kindheit als einer autonomen Lebensstufe mündet. Wenn wir uns also diesem hübschen, so nahen und doch so fremden Thema zuwenden, dürfen wir uns nicht bei einer Motivsuche aufhalten, die sich auf den Nachweis von Jungen und Mädchen in den Bildern beschränkt. ›Die Welt der Kinder‹ begnügt sich nicht mit seinem passiven Part, das heißt, das Kind erscheint in der Kunst unseres Jahrhunderts keineswegs nur figurativ. Unübersehbar gewinnt die Identifikation mit einer kindlichen Mentalität eine Bedeutung für das Selbstverständnis des Künstlers. Spontanes Verhalten soll der Strategie dienen, um Tradition und Lehrbetrieb aufzubrechen. Dieses Fremde hat sich verkleidet, es versteckt sich in ästhetischen Verhaltensmustern, in Techniken, die dem Bereich des Spiels, des Bastelns, der nichtfachgerechten Verwendung von Materialien und Werkzeugen entstammen. Das Zeitalter der Collage und Montage, in dem das Handgemachte durch ein Zitieren ersetzt wird, hat diese verkürzenden, naiv wirkenden Techniken nobilitiert. Auch dafür hat Picasso früh mit dem ›papier collé‹ und den Konstruktionen, zu denen er verschiedene Fundstücke heranzieht, den Weg gewiesen. Der Künstler möchte mit frischen, unverbildeten Augen schauen, er macht die Bedeutungsperspektive, mit der die Kinder die Welt unterordnen, zur Norm origineller stilistischer Freiheiten.

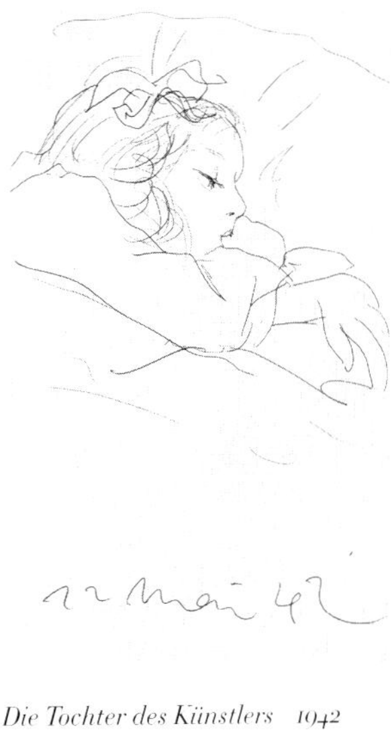

Die Tochter des Künstlers 1942

Die Anfänge dieser Indienststellung eines anderen, exotisch fremden Sehens können wir bis in die Romantik zurückverfolgen. In Runges *Hülsenbeckschen Kindern* scheint sich der Garten aus der Sicht der Dargestellten aufzubauen. Erwachsene fehlen im Bild. Das Thema offenbart sich in der Konstruktion einer unabhängigen Welt, an deren Tor das Plakat ›Kein Eintritt für Erwachsene‹ hängt. Die eigene Kleinheit sprengt den Umraum auf, unterstreicht oder eliminiert Welt. Dieser Perspektivismus, der die Sehgewohnheit und die vermeintliche Unerschütterlichkeit des Welterfassens angreift, hat unerhörte Folgen. Was das Auge sieht, wird im Sehen relativ. Der Weg führt von Andersen über ›Alice im Wunderland‹ zu den Werken Picassos. Überall läßt sich die jähe Untersicht aus der Perspektive des Kindes bei ihm nachweisen. Nicht zuletzt in der Skulptur *Frau mit Kinderwagen*, in der ein geradezu Hülsenbeckscher Kopfmond des Kindes eine riesenhaft gelängte, ›gotische‹ Mutter vor sich sieht (Seite 101).

Es läßt sich nicht übersehen: Picasso hat für die Auseinandersetzung mit der kindlichen Wahrnehmung als einem Modell der künstlerischen Praxis einen entscheidenden Anstoß gegeben. Auch der radikalste Protest gegen den Rationalismus und die Gestaltungskraft einer autonomen Kunst läßt sich als Rückbesinnung auf ein prärationales Modell verstehen: Das Programmwort ›Dada‹ wurde nicht von ungefähr der Sphäre der Kindersprache entnommen. Es ist ein Lallen, mit dem Dada die Ernsthaftigkeit und Selbstsicherheit des ästhetischen Betriebs zu erschüttern suchte.

Tzara begründete die Hoffnung auf einen unvermittelten Beginn, für den das Kind als Symbol gelten konnte, mit der Bemerkung, die Dadaisten wollten nicht einmal mehr wissen, daß es vor ihnen Menschen gegeben habe. Nach dem ›guten Wilden‹ Rousseaus, der Erziehung und Aufklärung mit dem Antiintellektualismus konfrontierte, nach Gauguins enttäuschender Landnahme in einem lokalisierbaren Paradies blieb das Marginale, das Kind, der einzige Ausweg, um in das utopische Ausland eines ›kulturellen Primitivismus‹ vorzustoßen.

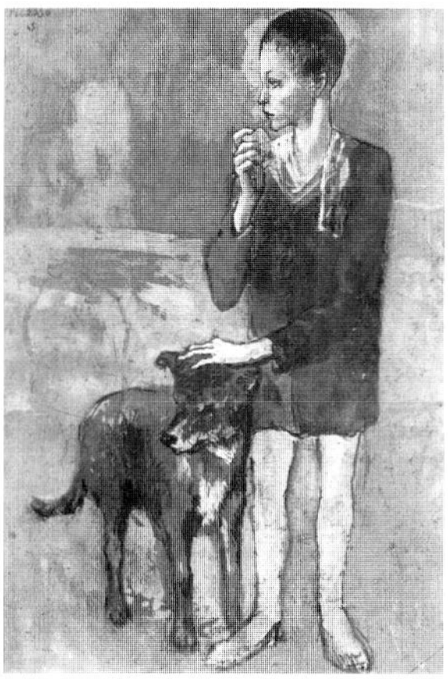

Knabe mit Hund 1905

Diese Entdeckung zieht ihr Fazit aus einer Geschichte der Desillusionen: »Man könnte meinen, daß in dem Augenblick, als nachgewiesen war, daß die einzig erhaltenen Beispiele des primitiven Menschen nicht den Ansprüchen des Kulturprimitivisten entsprachen, diese Idee aufgegeben worden wäre. Genau das Gegenteil war der Fall. Man begab sich auf die Suche nach einem neuen Exemplar, das – wenn auch rein chronologisch nicht der Urmensch – zumindest kulturell diesem entsprach. Die besonderen Forschungsergebnisse waren die Frau, das Kind, die Landbevölkerung, späterhin dann das Irrationale bzw. Neurotische sowie das kollektive Unbewußte.«[4] Eine solche Regression in den vorlogischen, unzensierten Haushalt der Träume und der freien Assoziation haben die Surrealisten schließlich zur Taktik ihrer Bildoffenbarung ausgerufen. Auch dafür lieferte Picasso den entscheidenden Beitrag. Erinnern wir an den berühmten Satz »Das Auge existiert im Urzustand«[5], mit dem Breton in *Le Surréalisme et la Peinture* die Schlagkraft der ästhetischen Revolutionen Picassos, seines Kubismus und seines ›papier collé‹ zu begründen und zu deuten suchte. Kein anderes Œuvre hat auf so pointierte Weise kindliche und wilde Denkformen in den Vordergrund gerückt. Es hat Kindheit nicht nur dargestellt, sondern versucht, Kindheit als Strategie künstlerischer Produktion zu instrumentalisieren. Nur noch bei Paul Klee erreicht die Auseinandersetzung mit dem Kind diese werkinterne Bedeutung.[6]

Rechts:
Kind mit Taube 1901

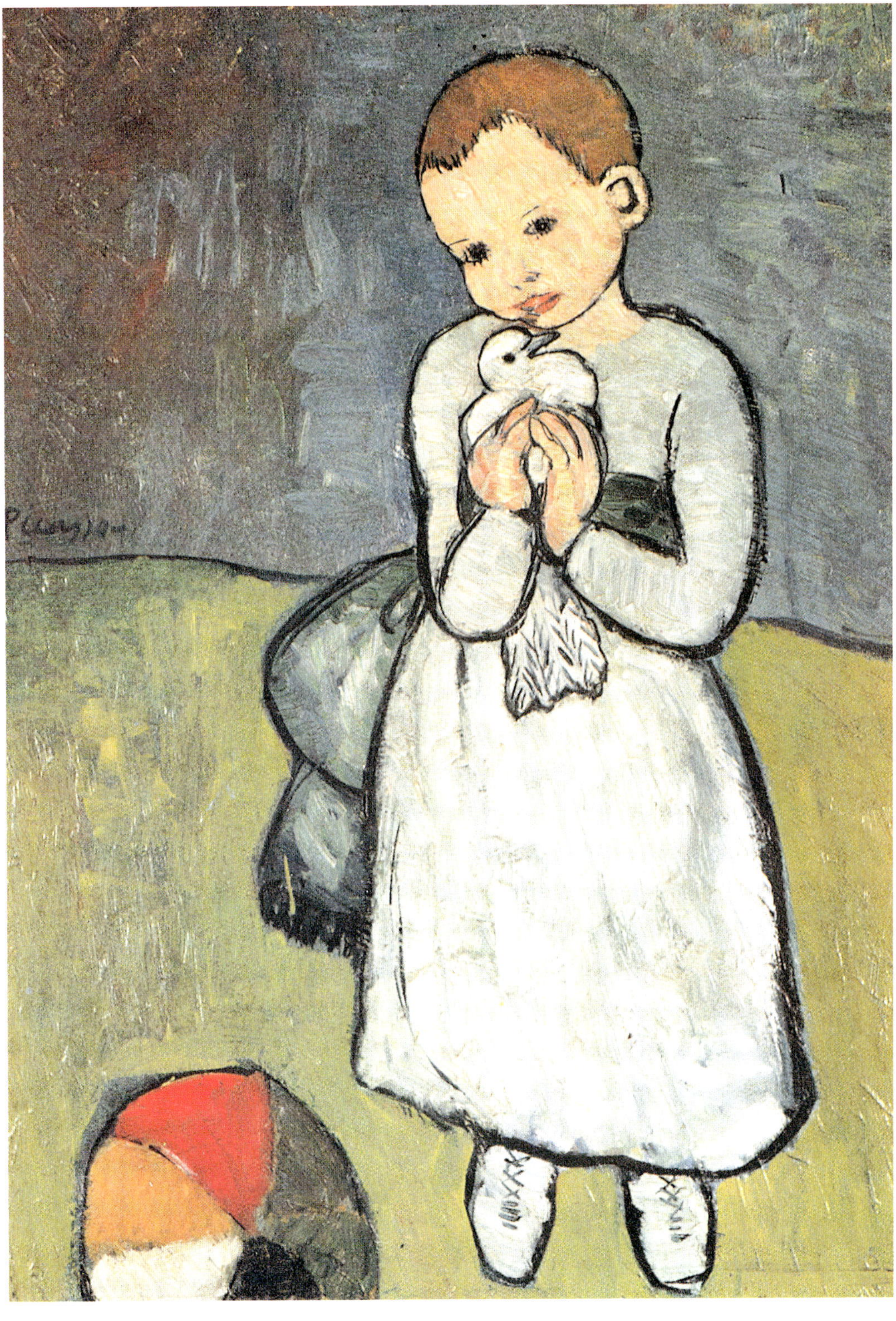

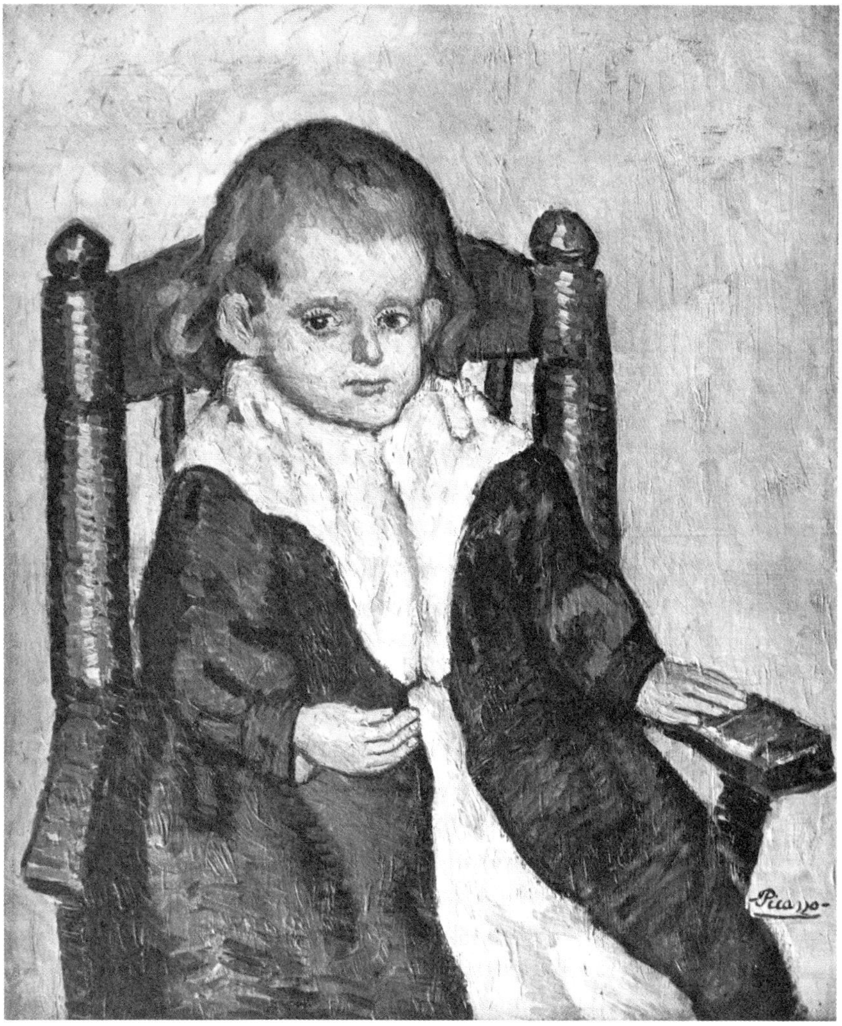

Baby in Blau (Kind auf einem Stuhl) 1901

Rechts: Der Feinschmecker 1901

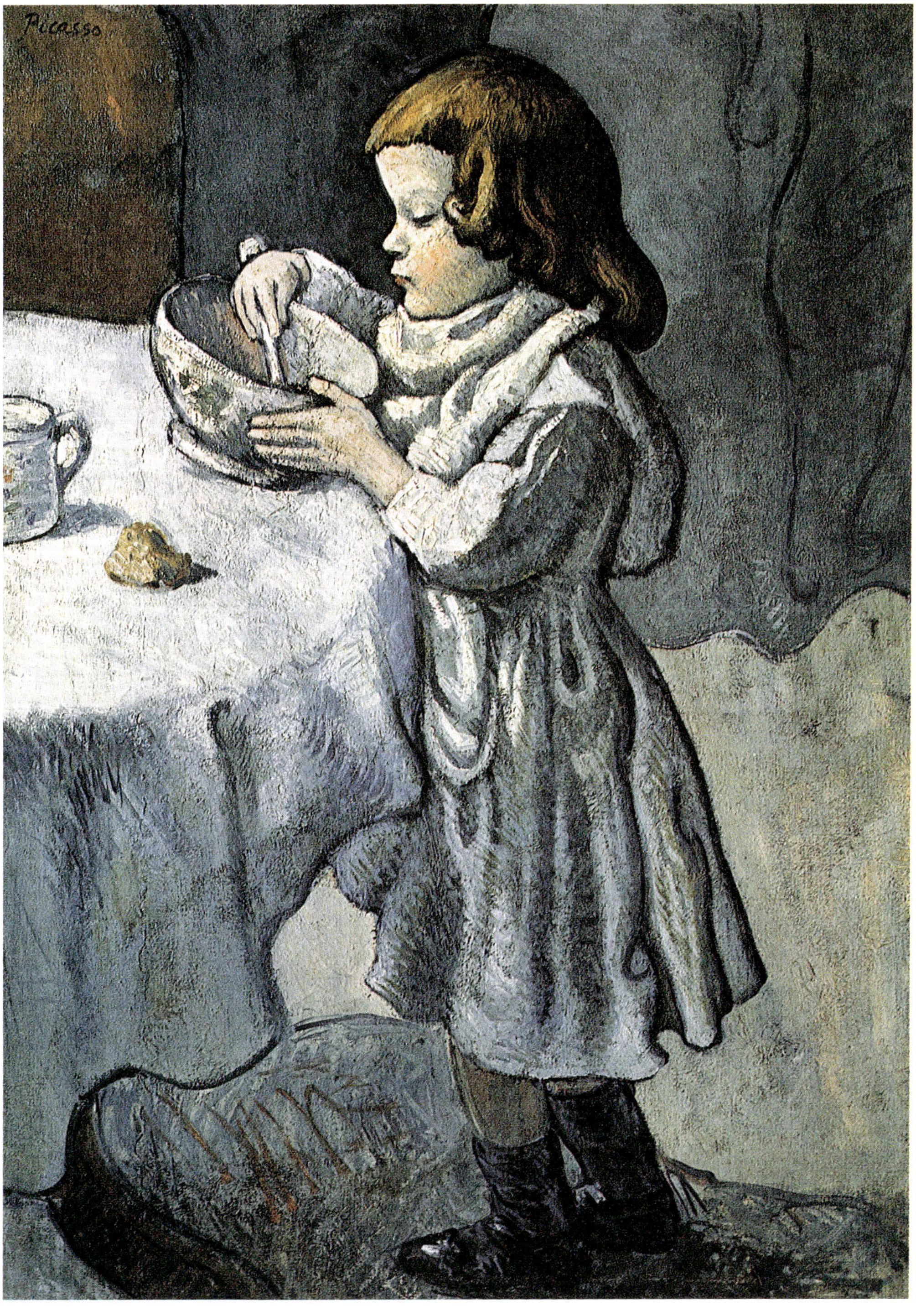
Picasso

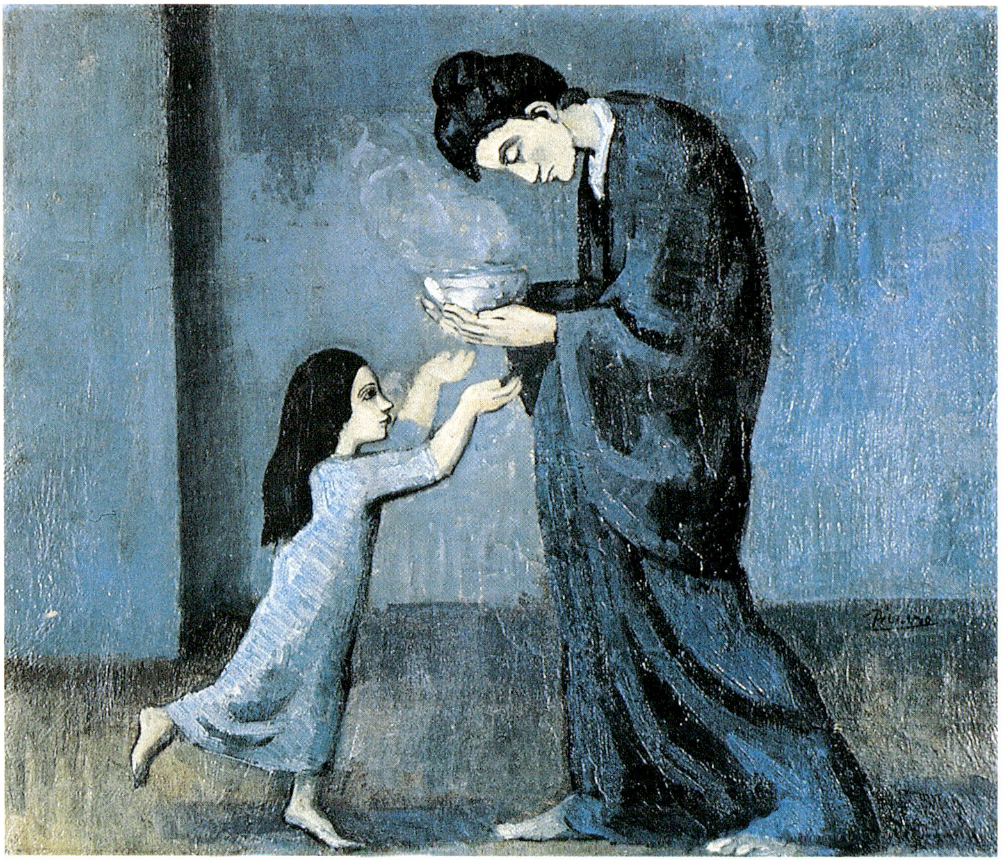

Die Suppe 1903

Rechts: Mutter mit Kind am Meer 1902

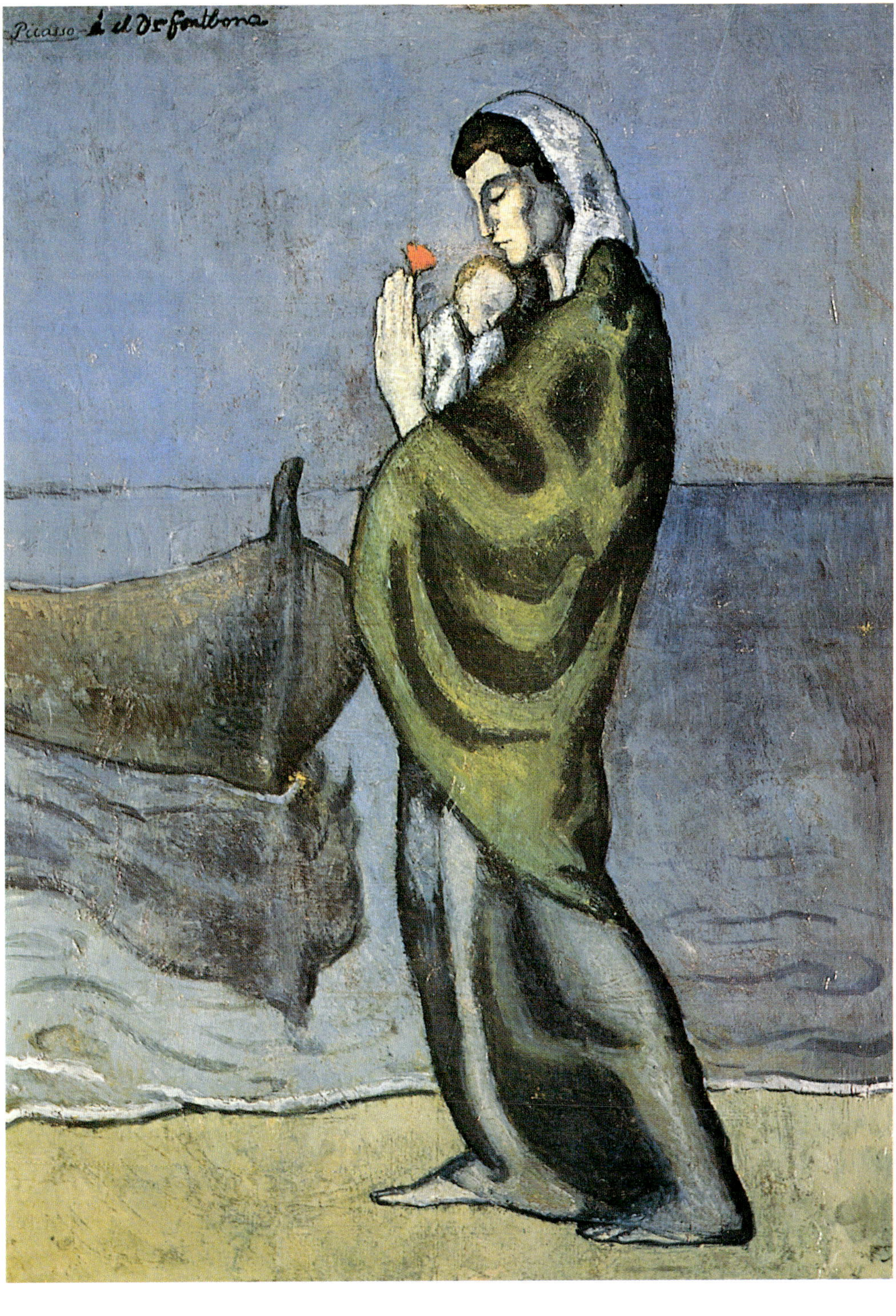
Picasso - à el Dr Fontbona

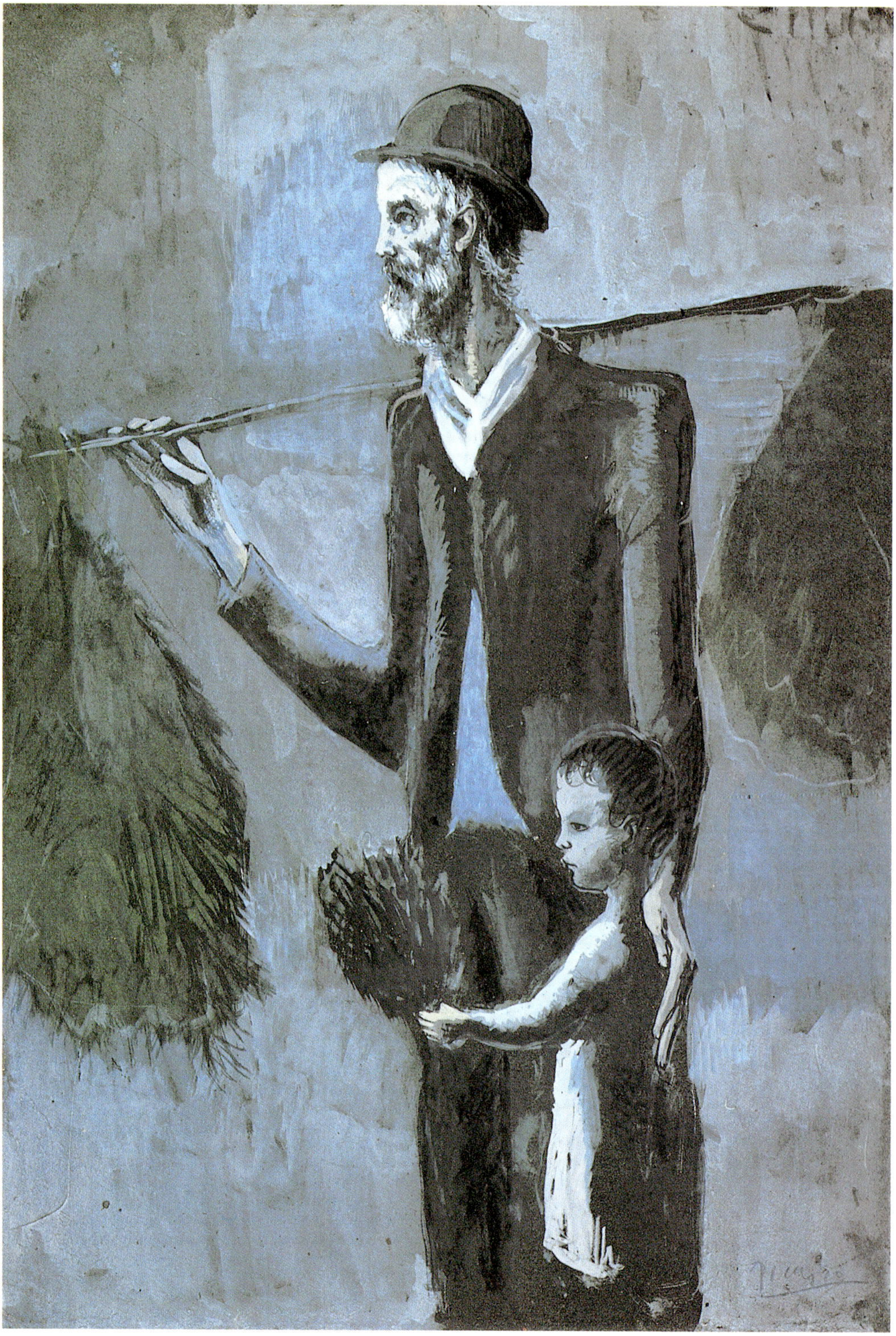

Frühzeit und Blaue Periode

Kinder. Kinder mit Puppen. Kinder in genrehaften, komischen Szenen gibt uns das Kind Picasso in einigen Zeichnungen, die in Malaga und La Coruña entstehen. Bereits die frühesten Versuche fixieren das Motiv. Aber zunächst interessiert uns die Frage nach dem Kind Picasso selbst. Wir kennen eine Darstellung von Giovanni Francesco Caroto, eines Malers aus der Raffael-Schule, *Knabe mit Püppchen*[7]. Ein kleiner Junge hält ein Blatt mit einer Zeichnung, die er angefertigt hat. Er präsentiert ein Strichmännchen mit großem Kopf und den spinnenförmigen Gliedern, wie Kinder es kritzeln. Auf den ersten Blick stört der Gegensatz. Wir empfinden die Wiedergabe als unharmonisch. Doch in diesem Zusammenprall des überlegenen Stils des Künstlers mit dem ›natürlichen‹ Nichtkönnen des Kindes, das der Künstler nachahmt, liegt etwas Harmonisches. Es ist der authentische Ausdruck der Kindheit.

In den Porträts, die der Vater Picassos von seinem Sohn in Malaga hätte malen können, wären wir einem derartigen Mißklang zweifellos nicht begegnet. Denn der sichere, oft übermütig karikierende Stil des halbwüchsigen Pablo Ruiz läßt die Expression von Kindlichkeit vermissen. Sehr schnell erobert sich der angehende Künstler die professionelle Geste. Die zahllosen Skizzen zeigen eine Art Stereotypie und eine Virtuosität, die sich einem ersten persönlichen Stil annähern. Diesen selbstbewußten Sprung ins Erwachsensein unterstützt der Ehrgeiz der Familie. Darauf müssen wir hinweisen, denn Picassos Verhältnis zum Kindlichen war offensichtlich gespalten – weil er selbst kein Kind sein durfte. Noch in den Kinderdarstellungen der Rosa Periode wird das Altkluge und Frühreife nachklingen. Wir können dazu eine Äußerung von ihm selbst anführen, die preisgibt, was wir in Analogie zu Freuds Leonardo-Abhandlung eine entscheidende ›Kindheitserinnerung des Pablo Picasso‹ nennen wollen: »Im Gegensatz zur Musik gibt es in der Malerei keine Wunderkinder. Was man für ein frühreifes Genie halten könnte, ist in Wahrheit das Genie der Kindheit. Es verschwindet in einem bestimmten Alter, ohne Spuren zu hinterlassen. Möglich, daß dieses Kind eines Tages ein wirklicher Maler wird, ein großer Maler sogar, aber dann wird es ganz von vorn anfangen müssen. Ich zum Beispiel habe dieses Genie nicht gehabt. Meine allerersten Zeichnungen hätten nicht in einer Ausstellung von Kinderzeichnungen

Der Mistelverkäufer 1902-03

hängen können. Das Kindlich-Linkische, das Naive fehlte ihnen fast völlig ... Ich habe sehr schnell das Stadium dieser wunderbaren Visionen hinter mich gebracht. Im Alter dieses Jungen zeichnete ich ganz akademisch, so kleinlich und genau, daß ich heute entsetzt bin ... Mein Vater war Zeichenlehrer und hat mich wahrscheinlich vorzeitig in diese Richtung gelenkt ...«[8]

Porträts anderer Kinder finden wir in diesen frühen Jahren nicht. Die bemerkenswerte Ausnahme macht ein ambitiöses großformatiges Bild, das die jüngere Schwester Lola, den Vater und einen Ministranten bei der Feier der Erstkommunion zeigt. Die Mutter- und Kind-Darstellungen, wie auch mehrere Familiengruppen, nehmen bald ausschließlich einen elegischen Aus-

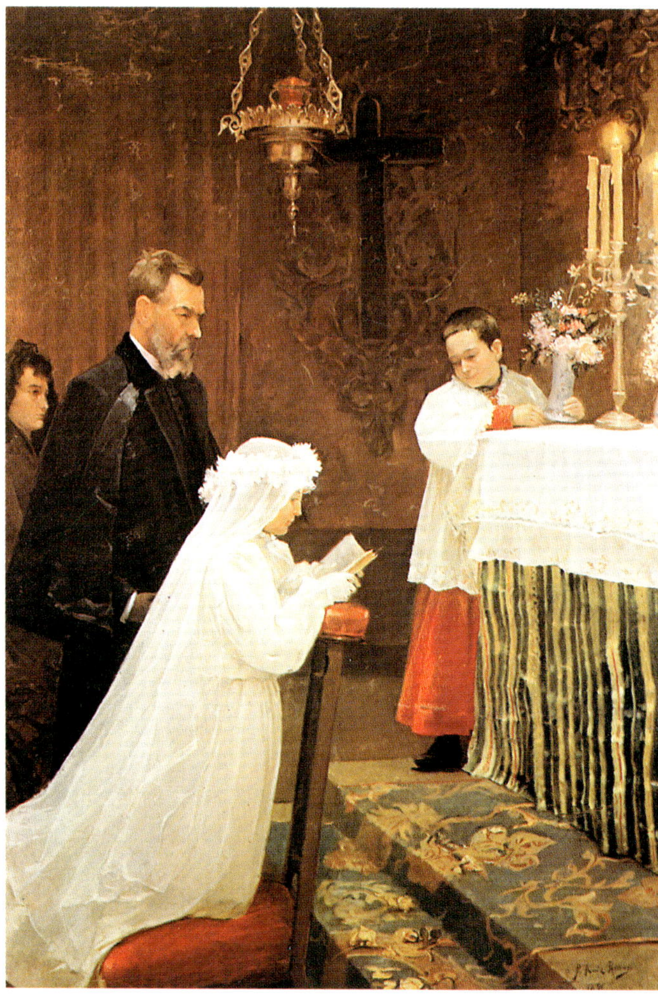

Die Erstkommunion 1896

druck an, der nichts mehr mit der realistischen Stilstufe zu tun hat, die wir in den Kompositionen der Frühzeit (*Wissenschaft und Nächstenliebe, Die Erstkommunion*) entdecken. Das anfängliche Festhalten an folkloristischen Details ging noch auf den Einfluß des Vaters und des Unterrichts an der Akademie in Barcelona zurück. Die Neuorientierung schließt sich einer kurzen, dandyhaft extrovertierten Periode an, während der sich der junge Künstler von der Avantgarde Barcelonas, dem Modernismo, dem katalanischen Wagner- und Schopenhauerkult angezogen fühlt. An die Stelle von Skizzen nach der Wirklichkeit tritt die Suche nach der seltenen, inszenierten Attitüde und die selbstbewußte stilistische Exzentrik, die sich gegen den Naturalismus spreizt. Dies läßt sich früh nachweisen. 1897 schreibt der Sechzehnjährige einem Freund aus Madrid: »Weder Nonell ... noch Pichot, noch irgendein anderer hat die Extravaganz meiner Zeichnung erreicht.«[9] Und einige Jahre später setzt er in dem Augenblick, da er daran geht, das System von Naturwiedergabe generell zu revidieren, hinzu: »Ein Tenor, der einen Ton höher, als in den Noten angegeben, singt – ich.«[10]

Die Szenen mit Mutter und Kind, von Eltern mit ihren Kindern, von Geschwistern, die wir aus der Blauen Periode kennen, sind verglichen damit zeitlos. Das Kind, das hier auftritt, befindet sich häufig in einem ätherischen Zustand. Der gierig-sinnliche Zugriff in *Le gourmet*, den man als Lebenshunger deuten könnte, macht davon fast die einzige Ausnahme (Seite 15). Auch das, was Félicien Fagus im Juni 1901 über ein Kinderbild Picassos in der Ausstellung bei Vollard schreibt, scheint nicht für das charakteristisch, was Picasso damals wirklich beschäftigte, sondern für das, was der Pariser Kritiker an einem eher untypischen Werk entdecken wollte: »Wahrhafte Trouvaillen: drei kleine tanzende Mädchen – das eine von ihnen mit einem grünen Rock über der weiß gestärkten Wäsche, burschikos, mit für Mädchen ordentlich gestärkter Wäsche ...«[11]

Freudlose Kinder

Ein so bekanntes und auf den ersten Blick heiteres Bild wie *Kind mit Taube*, das der Übergangszeit zur Blauen Periode angehört, schlägt die Grundstimmung an (Seite 13). Das kleine Mädchen mit dem geneigten Köpfchen hat die Taube fest umklammert.

oder, besser gesagt, es klammert sich an die Taube wie an den einzigen affektiven Rettungsanker, der ihm zur Verfügung steht. Es sucht noch den Blickkontakt zum Betrachter, den die meisten Kinder in den Arbeiten der folgenden Monate vermissen lassen. Schon hier fällt der introvertierte Gestus auf, diese Leugnung des Körperlichen, die in den nächsten Jahren die Bilder dominieren sollte. Das Kind zieht sich in seine Silhouette wie in ein Ei zurück. Wir sind weit von dem entfernt, was sich in den Kinderdarstellungen des späten 18. und des 19. Jahrhunderts in Frankreich, England oder Deutschland durchgesetzt hatte. Der Rückzug der Familie ins Private, ins Ausschließliche und damit, wie Ariès[12] kritisch anmerkt, ins Ausschließende fehlt beim frühen Picasso. Nirgends tauchen die biedermeierliche Friedlichkeit oder das aristokratische Selbstverständnis auf, die die Kinder und Halbwüchsigen in Geborgenheit wiegen. Von dem, was man als Phäno-

Café am Montmartre – Blumenverkäuferin 1901

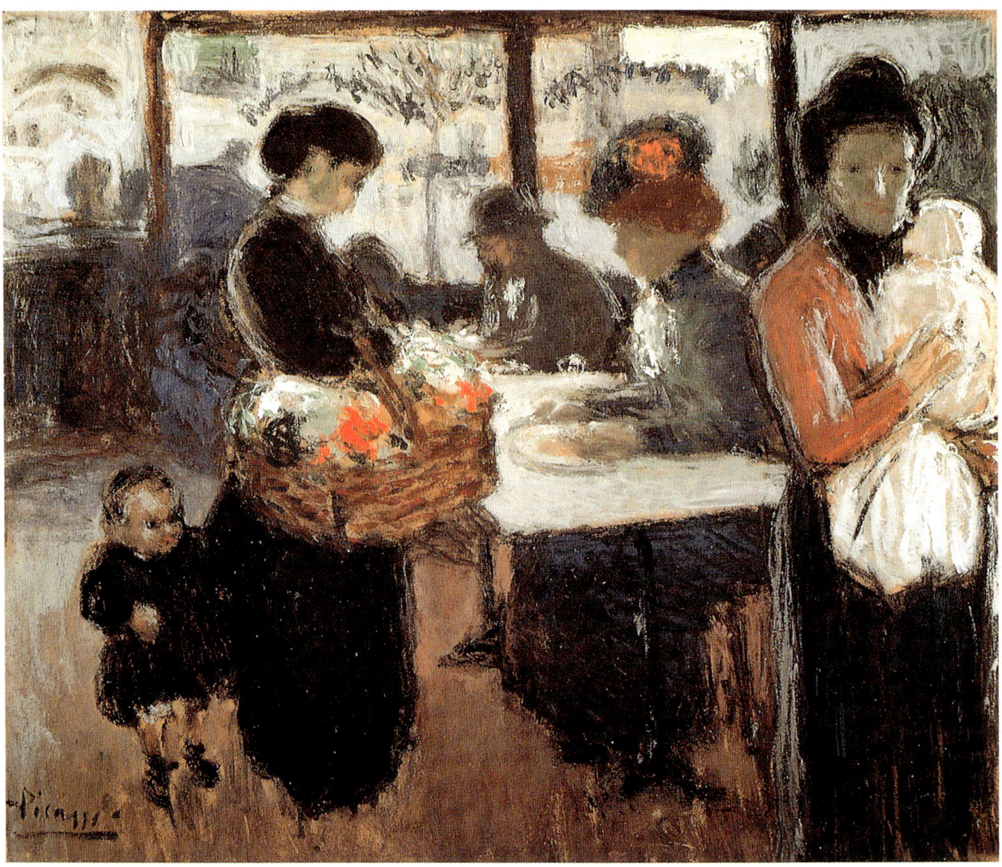

menologie der Kindheit, als Auftauchen von Kindheit als eigenen Zustand definieren wollte, ist nichts zu spüren. Vergebens suchen wir nach dem Fortschrittsoptimismus, mit dem sich die bürgerliche Gesellschaft in die Kinder als ihre Zukunft projiziert. Den Hintergrund der Darstellungen, in denen Kinder auftreten, bildet meist eine gottgewollte feudale Ordnung. Larmoyanz und Trauer herrschen vor. Es fehlt deshalb auch so gut wie jede Erregung über soziale Zustände. Die wenigen Szenen, die einen öffentlichen Schauplatz und ein alltägliches Geschehen einbeziehen (*Café am Montmartre*), bleiben pittoreskes Beiwerk. Wenn eine Mutter oder ein Kind einmal die Arme zum Himmel hochreißen, wirkt diese Geste eher wie eine religiöse Evokation als wie ein Akt der Revolte. Das unterscheidet diese Mütter und ihre Kinder von den aufrührerischen Dramen Millets, Meuniers oder Daumiers, etwa in dessen *Waggon III. Klasse*.

Die Gegenwart von Landstreichern, bettelnden Kindern und Menschen, über deren soziale Herkunft wir nichts Genaueres erfahren, läßt nicht so sehr an eine gesellschaftliche als an eine metaphysisch-religiöse Botschaft denken. Dafür sorgt die Stilhöhe, die gewählt wird. Standardisierung des Ausdrucks und auch Gesten bringen die Gestalten in die Nähe romanischer oder gotischer Gewandfiguren: Madonnen, Allegorie der Caritas, Heimsuchung, Verkündigungsgesten. Etwas Sakrales umgibt diese Welt. Picasso löscht die genrehaften Züge aus, vereinfacht das Beiwerk der Szenen auf ein Mindestmaß. Die wenigen Dinge, die auftauchen, verweisen weder auf Besitz noch auf Nichtbesitz. Manche Figuren halten ihre Objekte wie Märtyrer ihre Attribute. Sie posieren meist vor einer unbestimmten, summarisch angedeuteten Landschaftskulisse. Die Choreographie der rituellen Gesten, die breiten, weichen Falten der Gewänder bestimmen den Ausdruck stärker als die Gesichter. Puvis de Chavannes, die entrealisierende Monochromie Carrières, der Symbolismus gehen hier eine Synthese mit den Bettler-Philosophen von Velázquez, mit Murillo und nicht zuletzt auch mit Manets *Der alte Musiker* ein. Gewiß stehen diese Vorbilder Picasso näher als Renoir, Denis, Vuillard, Bonnard, ja selbst als Munch, dessen nihilistisch-medizinischer Hinweis auf Krankheit und Tod in Picassos Bildwelt in der Komposition *Letzte Augenblicke* (1899)[13] nur kurz Widerhall findet.

Die Kinder sind ganz in diese Welt der Erwachsenen integriert. Meist treten sie einzeln auf, als Typus. Sie besitzen kein Spielzeug, und sie spielen auch nicht. Wie in Zwangsjacken führen sie nur selten Bewegungen von Kindern aus. Denn das, was als Spiel erscheint, ist in Wirklichkeit Vorbereitung auf eine professionelle Gestik: Betteln, Greifen, Helfen. Vergessen wir nicht, dieses Motiv stützt sich weitgehend auf die Klischees des Pauperismus. Er hat eine lange Tradition, beim Petrarcameister, bei Ribera, bei Callot, bei Doré. Die Sittengeschichte hält dies fest: »Man sieht Kinder mit Gebrechen behaftet, die ihnen eigens beigebracht wurden, damit sie desto bejammernswürdiger und almosenheischender aussähen … Jeder fahrende Musikant, jeder Kleinwarenhändler, jeder Schausteller und Gaukler hat Kinder dabei, eigene oder gestohlene oder gekaufte, die seine Einkünfte vermehren.«[14]

Die Bewegungen sind zeremoniell, die Köpfe häufig gesenkt, die Blicke introvertiert und sorgenvoll. Es sind die Gesten der Großen, nur im kleinen. Etwas Lebensfeindliches liegt darauf. Nie lachen diese Wesen, ja wir entdecken nicht einmal den Anflug eines Lächelns. Dieser unheimliche Ernst wird auch später nicht aus den Kinderdarstellungen verschwinden. Selbst in den ›klassisch-schönen‹ Versionen der zwanziger Jahre fällt diese Abwesenheit von entspannter Freude auf.

Das Frühreife-Unkindliche ist bereits den ersten Betrachtern aufgefallen, so lesen wir aus der Feder von Adrien Farge im April 1902: »Was für ein sprechender Symbolismus in dieser Figur steckt! Was für eine Seele in dem nachdenklichen Gesicht des Babys – das Gesicht eines unschuldigen Wesens, das bereits von der Ahnung des grausamen Lebens gezeichnet ist! Das Kind sitzt, in ein prachtvolles königsblaues Gewand gehüllt, auf einem hohen Stuhl und sinnt nach …«[15]

Das Porträt der Familie Soler zeigt dieses Fehlen des Gefühlsmäßigen in aller Monumentalität. Nirgends kommt es in diesem ungefälligen Gruppenbild zum Ausbruch aus der Stille. Der Umgang zwischen Eltern und Kindern ist gravitätisch. Jede Silhouette ist auf sich selbst beschränkt. Miniaturisierte Erwachsene agieren neben ihren Eltern, keine Intimität durchbricht das Nebeneinander verwandter Körper. Die Versammelten blicken aus dem Bild heraus, blicken auf das possessive Auge des Malers. Auch bei dieser anspruchsvollen Auftragsarbeit unterläßt es der Künstler, die Accessoires und den bunten Glanz eines gefälligen, städtisch geprägten Raffinements zu zitieren, das in diesen Jahren die intimistischen Szenen der Nabis auszeichnet. Nie erscheint Picasso als der Maler eines bürgerlichen Glücks oder des

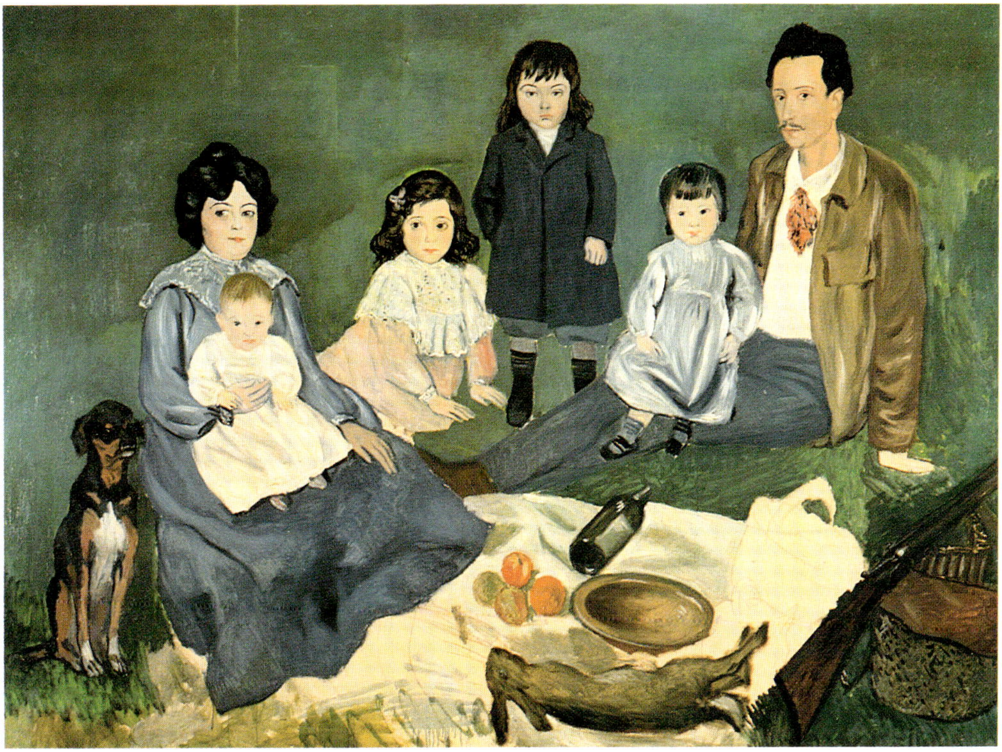

Die Familie Soler 1903

Befindens einer bestimmten Gesellschaftsschicht. In dieser Unterdrückung des Sozialen unterscheidet sich sein Werk radikal von dem, was er nach seiner Übersiedlung nach Paris ins Auge fassen sollte. Die Gesten, Blicke, Kostüme von Degas oder Toulouse-Lautrec sind aktuell. Sie versetzen in die Jetztzeit, ins Modisch-Datierbare. Es gibt bei Picasso eine Ausnahme: Am ehesten wird er dort ein ›peintre de la vie moderne‹ im Baudelaireschen Sinne, wo er sich den Prostituierten zuwendet. Dies gilt für die Hetären, die in der ersten Pariser Phase entstanden. Er charakterisiert sie mit Schminke, Schmuck, den Accessoires der Zeit. Und nicht von ungefähr sollte ihn die Auseinandersetzung mit diesem Thema, dem Bordell, 1907 in den *Demoiselles d'Avignon* zur vehementesten Modernität animieren.

Das Kind als Symbol

Die Darstellung von Kindern zu Beginn des Jahrhunderts bleibt streng von jeder modischen Extravaganz geschieden. Der psychisch genaue Ausdruck, der in Kinderbildern von Degas oder Toulouse-Lautrec auftaucht, findet im Werk Picassos keine Entsprechung. Die französischen Künstler spielen mit dem Raffinement des Frühreifen und mit dem Ludergeruch der Dekadenz. Auf solche Anregungen läßt sich Picasso nicht ein. Hier deutet sich an, daß seine Auseinandersetzung mit der Zeit, seine Definition der Modernität sich bald anderer als ikonographischer Mittel bedienen wird. In der Blauen Periode erscheint das Kind schon gelegentlich in einer Rolle, die es im Werk Picassos nie mehr verlieren wird: als Schutzgeist des Erwachsenen. Wo später im Werk Kinder auftreten, die nicht zur Familie Picassos gehören, übernehmen sie meist diese symbolische Funktion: Den blinden Minotaurus, als der sich der Künstler in dieser Arena mit Vorliebe selbst vorstellt, führt ein kleines, meist mit Blumen bekränztes Mädchen durch die Welt (Seite 68). In einer seiner letzten Zeichnungen kehrt Picasso zu dieser pathetischen erlösungsheischenden Geste zurück (Seite 121). Der Gegensatz von Kind und blindem Minotaurus in den dreißiger Jahren nimmt diese frühe Bildidee auf.

Das Kind dient in der Blauen Periode dazu, als Repoussoir das Lädierte, physisch Kranke zu unterstreichen. Kindheit/klassisch ponderierte Darstellung und Zerfall/Deformation stoßen aufeinander. Diese für den Spanier so typische Anziehungskraft, die das physisch Abnorme auszuüben vermochte, sollte für die Entwicklung des Werks wichtig werden. In dem Wechselspiel schöner und abstoßender Formen entdecken wir die Spannung, die später den Ablauf des gesamten Werkes bis in seine Stilbrüche und Revivals hinein regulieren wird. Es ist nicht zuletzt diese Diskrepanz zwischen unbefleckter kindlicher Schönheit und Verwachsenheit, die der Künstler in Velázquez' *Las Meninas* während seiner Madrider Studienzeit entdeckt (vgl. Seite 114f.). Blinde, Lahme, Verkrüppelte bevölkern die Szene der Blauen Periode. Der Künstler greift, noch ehe er selbst zum Mittel der Formverzerrung findet, zu den Regelwidrigkeiten, für die die Natur selbst ein unerschöpfliches Reservoir anbietet. Das Irreguläre wird zum Ausgangspunkt der eigenen Bildsprache, die sich später an keinen Kanon mehr halten wird. Die Suche nach dem Dissonanten schließt sich der antithetischen Ästhetik der Jahrhundertwende an.

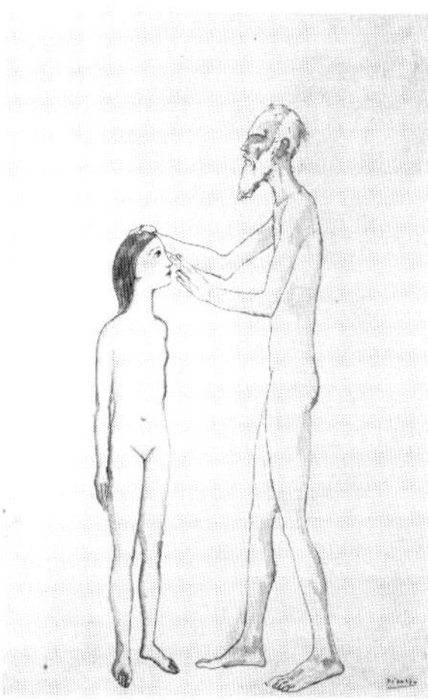

Der Blinde und das Mädchen 1904

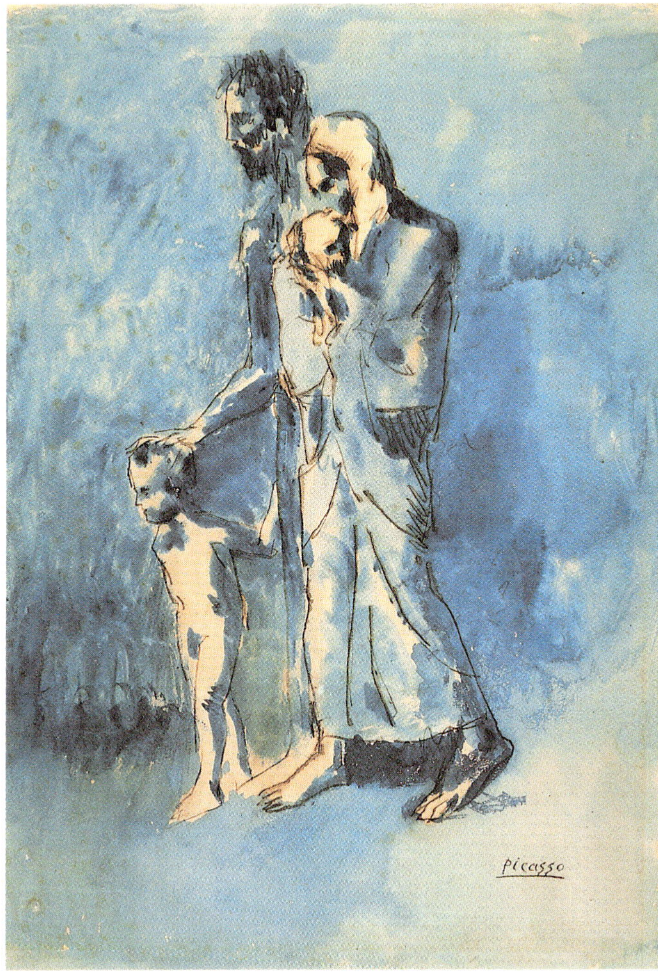

Die Elenden 1903

»*Nie war mehr Anfang als jetzt*«

Wir besitzen zu dem, was Picasso in diesen Jahren beschäftigt, keine direkten Aussagen des Künstlers. Doch hinter dieser Bildwelt, hinter der Funktion, die in ihr dem Kind zufällt, versteckt sich die entscheidende Ideologie der Frühzeit. Denn bei der Inszenierung des Exzentrischen ist das Kind mehr als ein hübsches Motiv, es ist der anschauliche Hinweis auf eine Norm. In diesem Zusammenhang können wir auf eine Publikation zurückgreifen, die Picassos damalige Überzeugungen und Ziele wohl am authentischsten zum Ausdruck bringt, die Zeitschrift *Arte Joven* (*Junge Kunst*). Er gab sie 1901 in Madrid zusammen mit Francisco de A.

Soler heraus. Sie führt uns in die Monate, in denen sich die Blaue Periode ankündigt. Im Impressum figuriert Picasso als »Director artistico«. Ein Blick in die Hefte, die ausnahmslos von Picasso illustriert wurden, läßt uns Schlüsseltexte für einige Deutungen der betäubenden, neuen Bildwelt entdecken. So liefert die Novelle *El patio azul* (*Der blaue Patio*) von Rusiñol die wohl einleuchtendste Begründung für die Wahl des depressiven, chloroformierenden Blautons, in den der Künstler seine Welt eintaucht. Unvergeßlich ist nicht nur der psychotische Stimmungswert der Farbe. Seine Bedeutung wird an einer tragischen Liebesgeschichte exemplifiziert, in der ein Maler und ein »gnadenloses Blau« Hauptrollen spielen. In *Arte Joven* erschien auch der folgenreiche Aufsatz *La Psicologia de la guitarra* von Nicolás Maria Lopez: »Die Gitarre ist weiblich, im grammatikalischen und auch im psychologischen Sinne ... Wie die Frau, so gibt sich auch die Gitarre leicht hin. Wie die Frau, so ist die Gitarre kapriziös und schwierig.«[16] (Die Gleichsetzung von Frau und Gitarre wird für die Thematik des Kubismus und nicht zuletzt auch für unser Sujet entscheidend werden. Denn ganz offensichtlich bereitet sich an dieser Metonymie die Übertragung einer Bedeutung in eine andere vor, auf die sich die kubistische Bildschrift stützen wird.) Schließlich begegnen wir in der Zeitschrift einer Reihe von Hinweisen auf die Symbolik, die das Kind damals in der Vorstellungswelt Picassos verkörperte. Kindheit, Jugend – nicht nur der Titel *Arte Joven* läßt den weit verbreiteten Jugendkult der Zeit anklingen, einer Zeit, die *Ver Sacrum* und das feiert, was Walt Whitman in *Leaves of Grass* in den Satz »Nie war mehr Anfang als jetzt« gefaßt hatte.[17] Im Jahre 1900 erschien auch die Kampfschrift *Das Jahrhundert des Kindes* der Schwedin Ellen Key. Immer wieder vergleicht die Autorin in dem Glauben an die Vervollkommnung des Menschen aus dem Geiste des Kindes die Kinder mit den Künstlern. Ihre Publikation, die in Europa einen ungeheueren Widerhall hervorrief, stellte sie unter den Schutz eines Nietzsche-Zitats: »An euren Kindern sollt ihr gutmachen, daß ihr eurer Väter Kinder seid.«

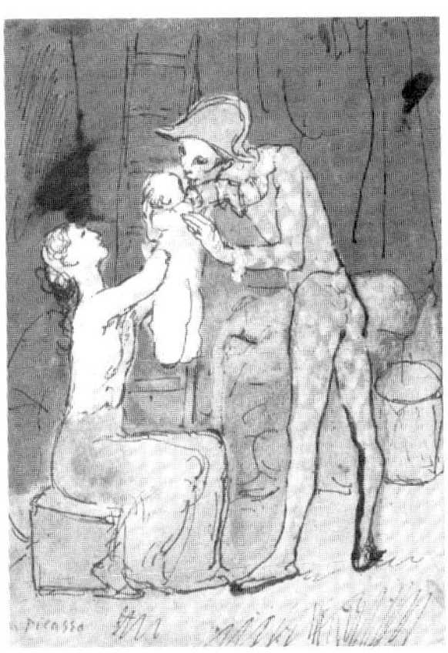

Harlekinfamilie 1905

Auch das Manifest, das die Herausgeber der Zeitschrift in der Nullnummer veröffentlichen, beruft sich auf Nietzsche. Picasso und Soler schreiben: »Das Alte, das Gebrechliche, das Verfallene, von allein schon hinfällig; der starke Atem der Zivilisation ist ausreichend und wird das zum Einstürzen bringen, was uns behindert.« Dem wird das Junge, Ewige gegenübergestellt.

Rechts:
Komödiant und Kind 1905

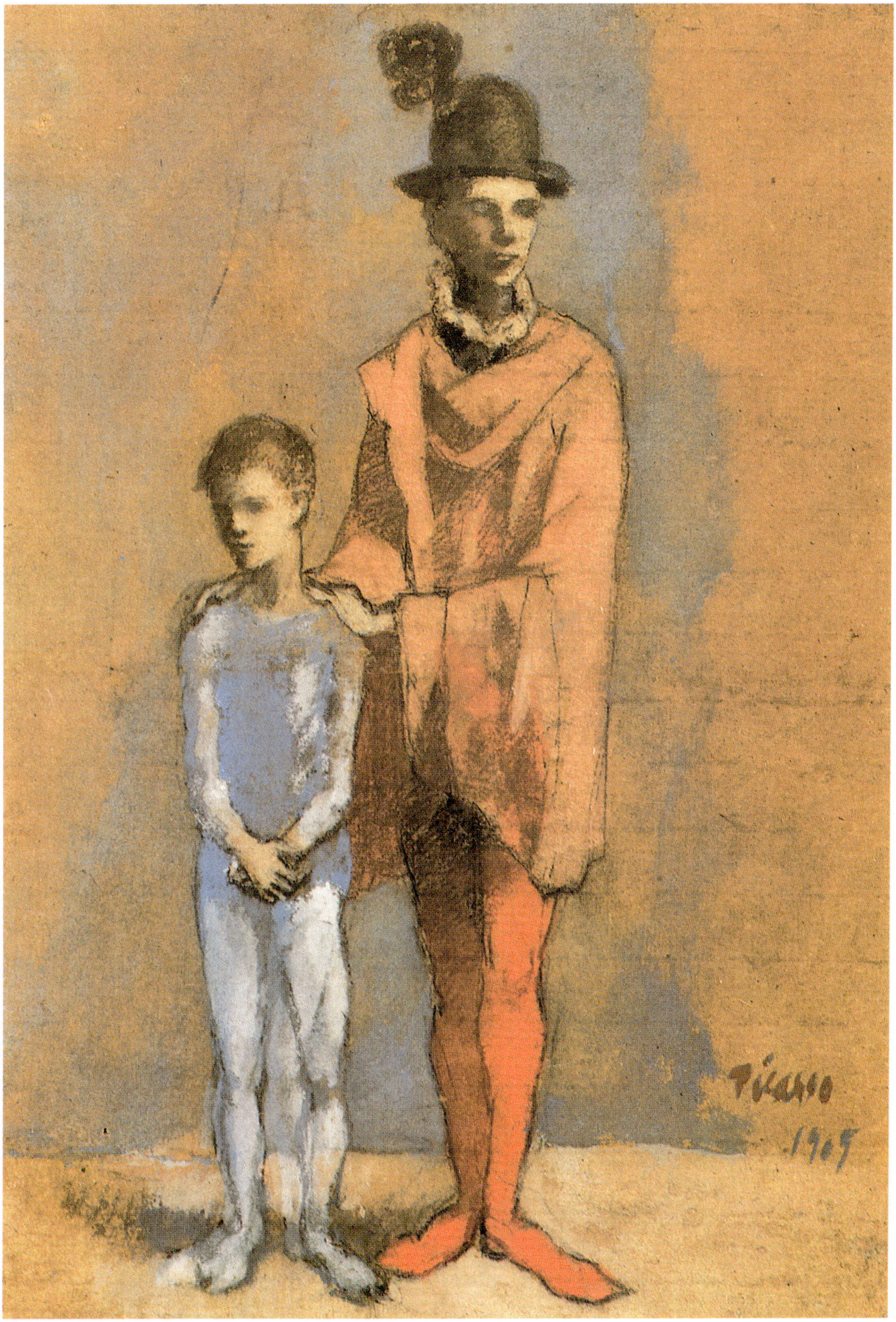
Picasso
1905

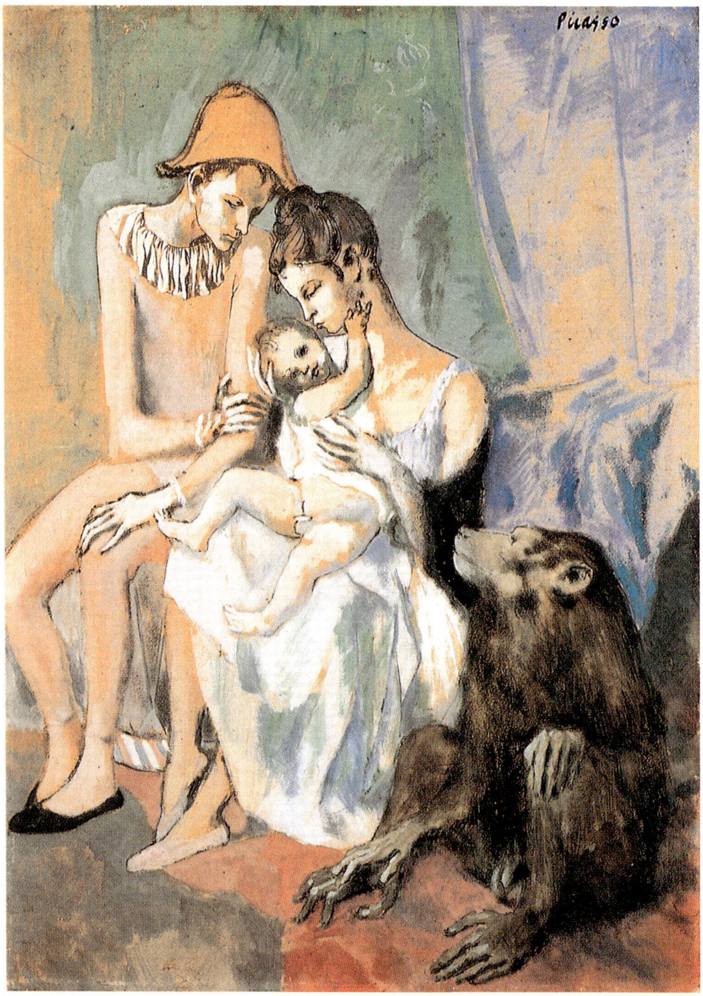

Akrobatenfamilie mit einem Affen 1905

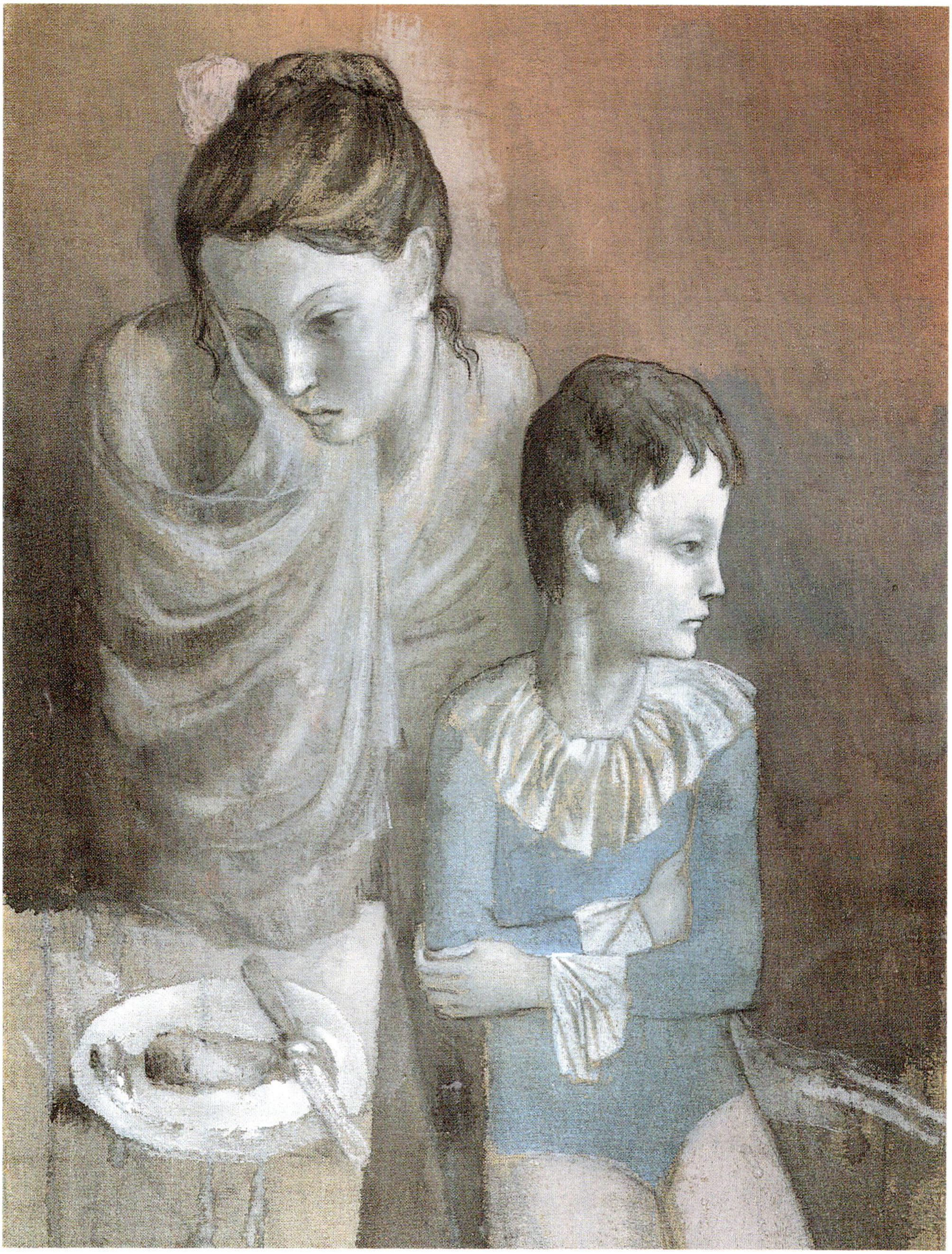

Artisten 1905

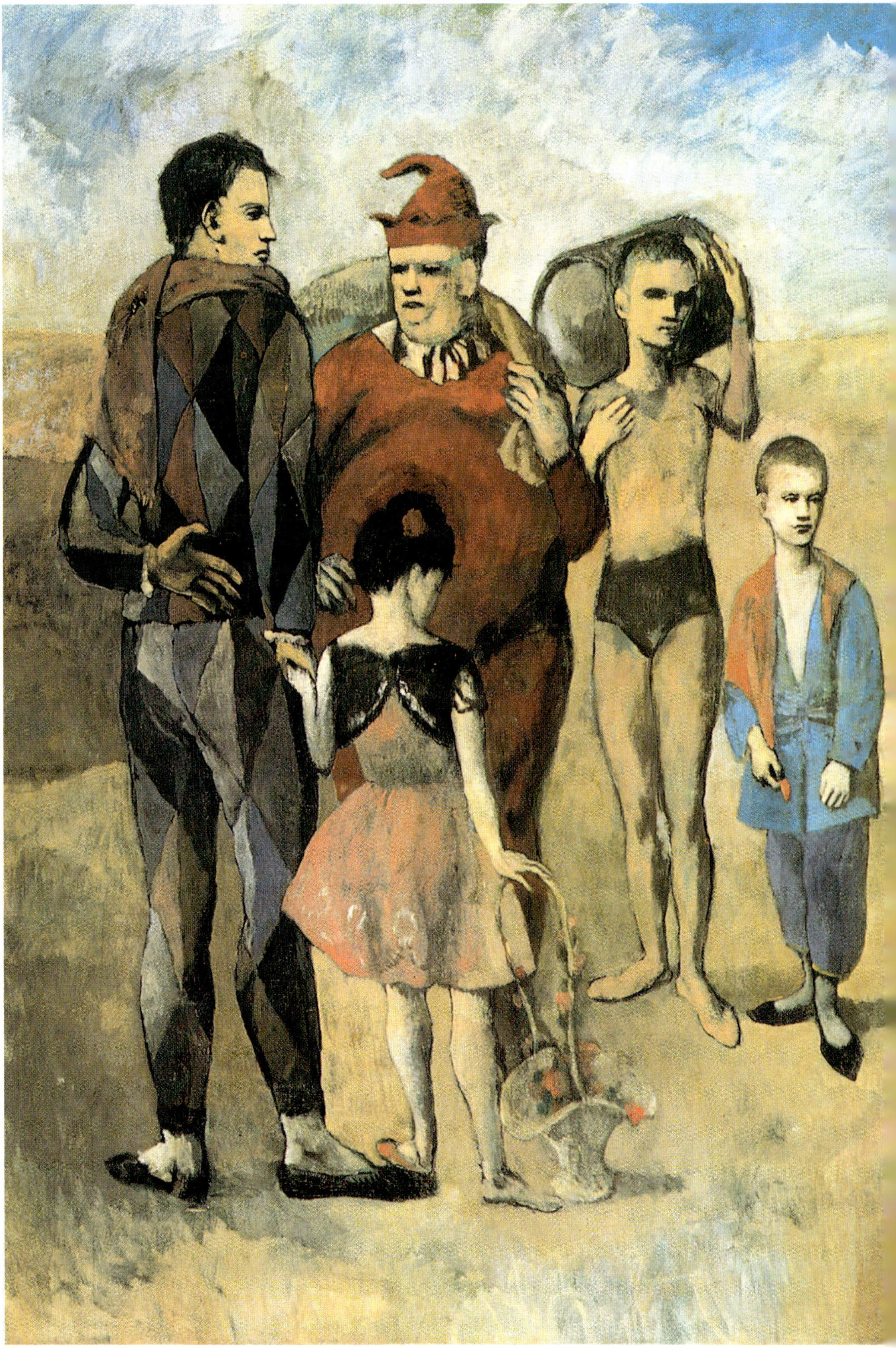

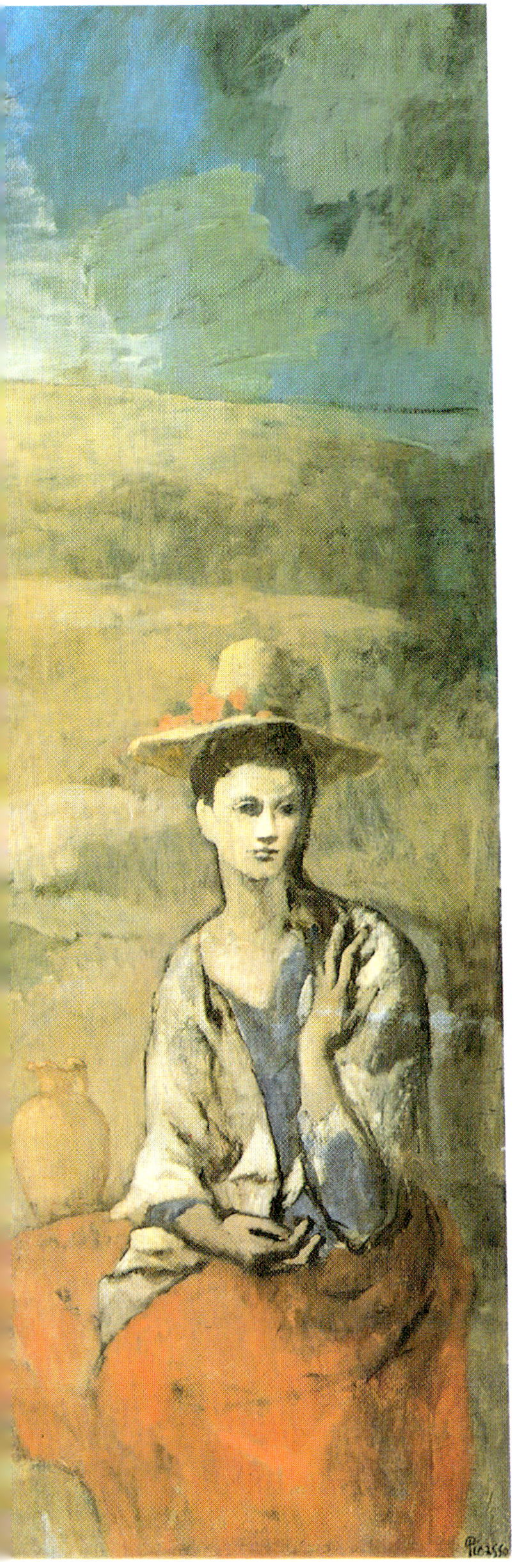

Die Gauklerfamilie
(Die Gaukler) 1905

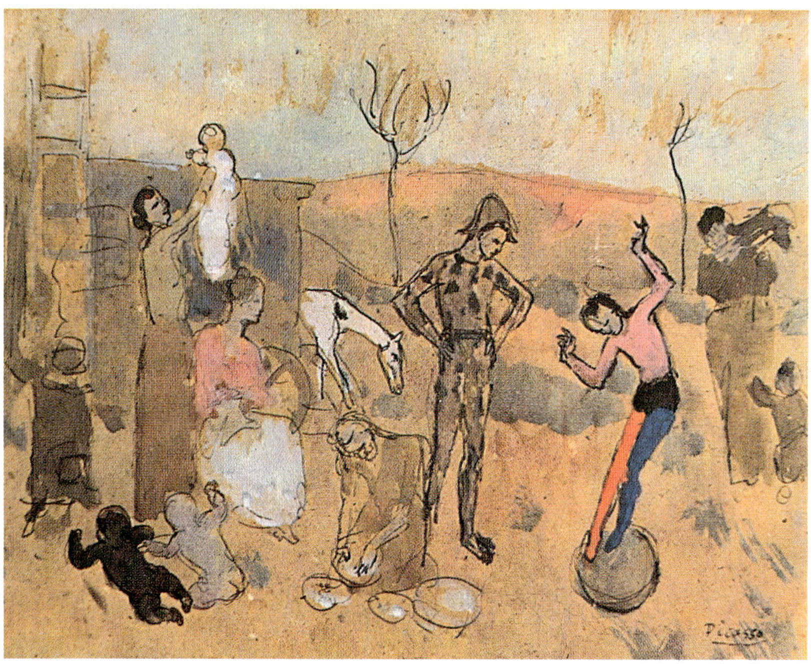

Gauklerfamilie 1905

Rechts: Akrobat mit Kugel 1905

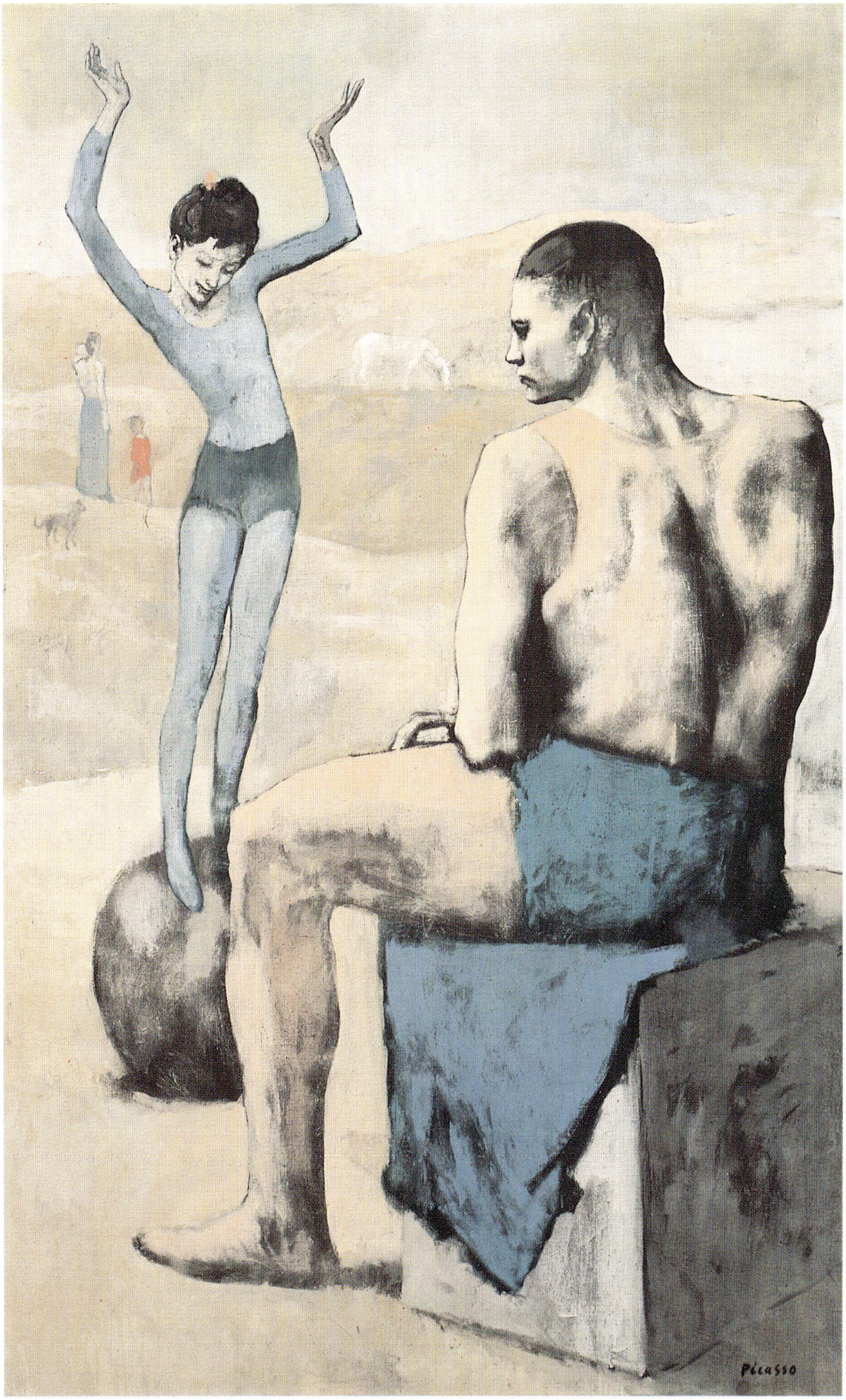
Picasso

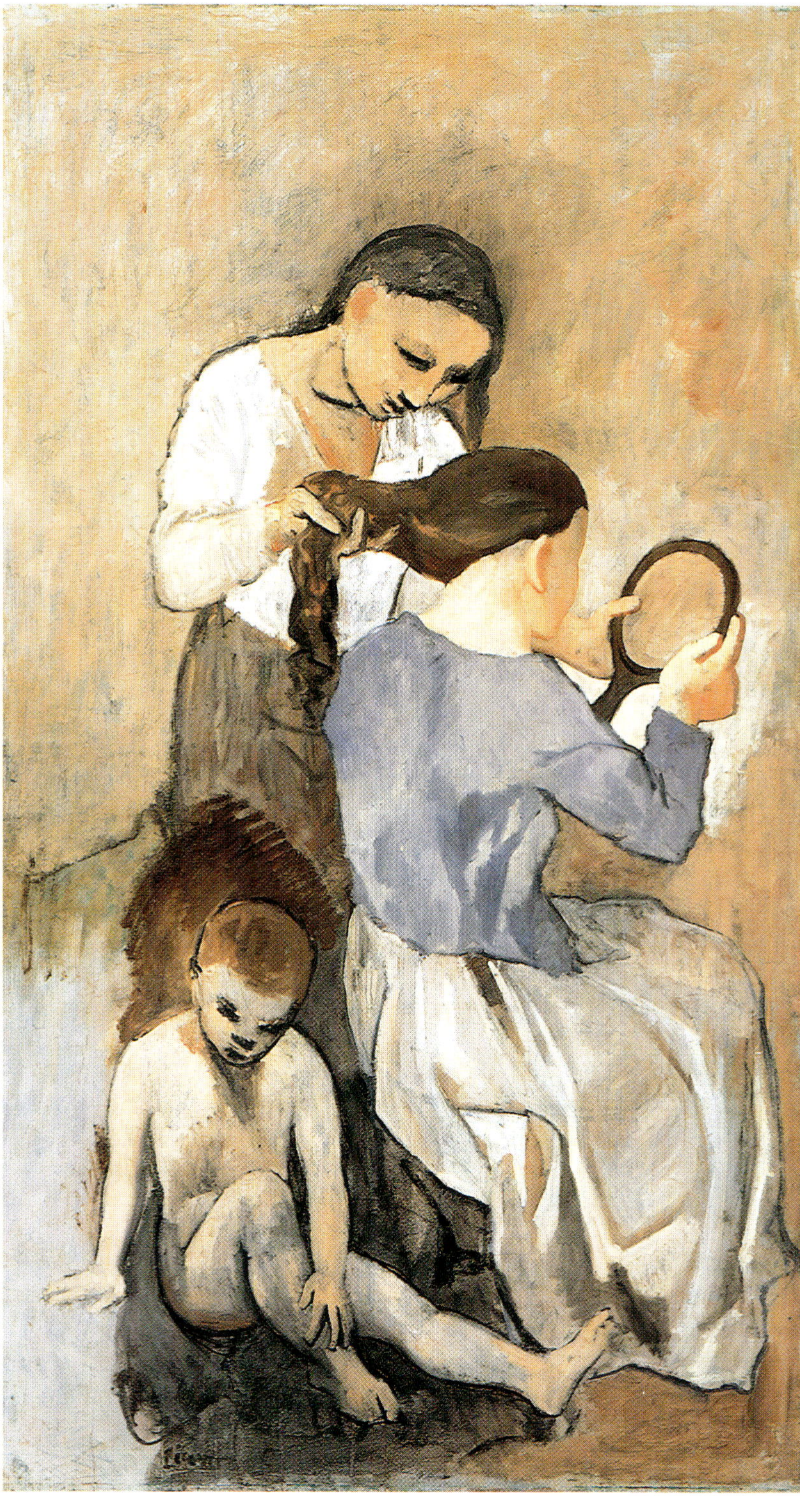

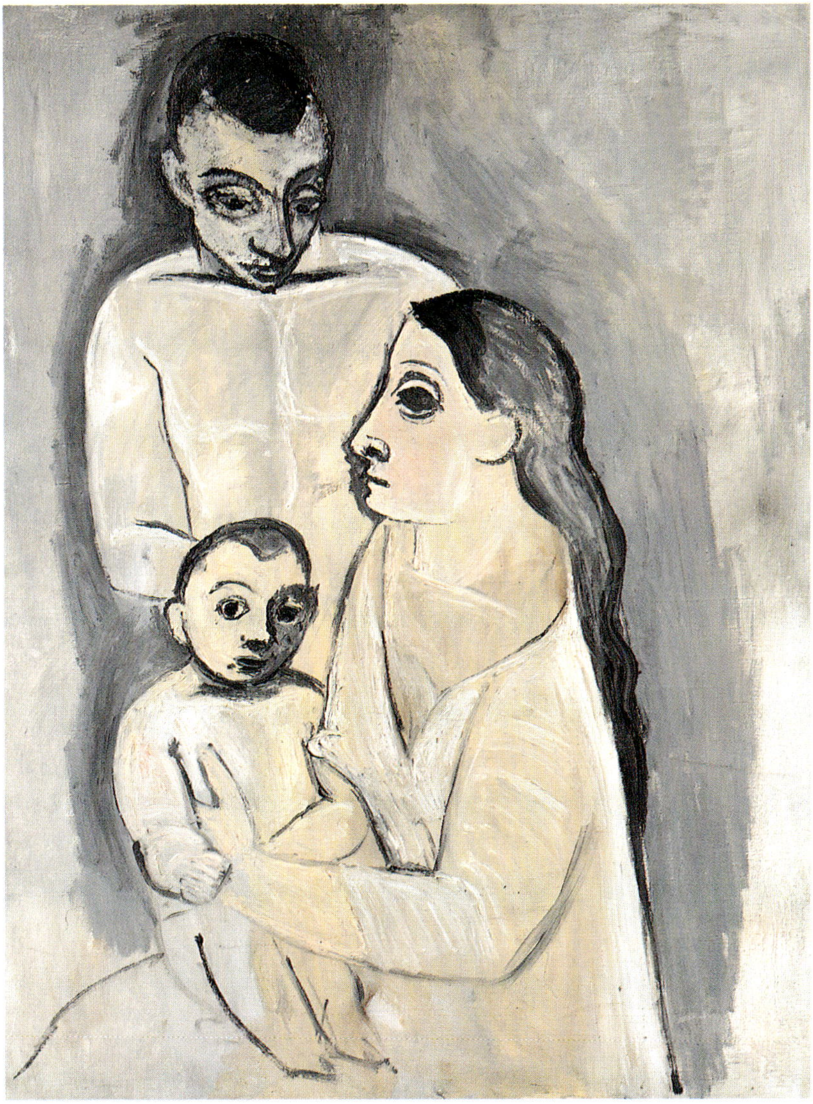

Mann, Frau und Kind   1906

Links: Die Frisur   1906

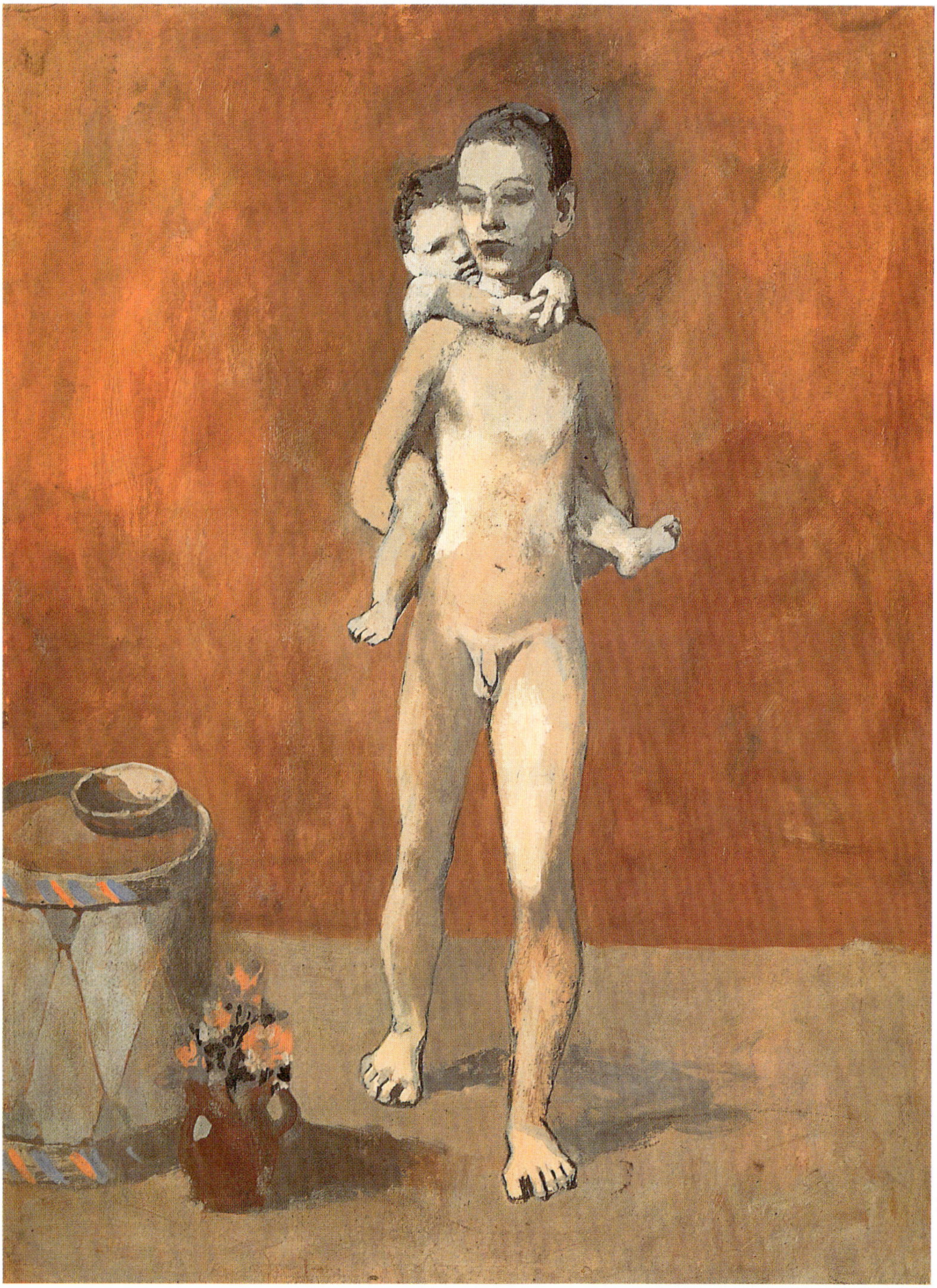

Die beiden Brüder 1906

»Das was fortbesteht, was genügend Kraft aufbringt, um der Brandung des Neuen zu widerstehen, was sich angesichts des Sturms als fest und unversehrt erweist, ist nicht alt: es ist jung, auf immer jung, und dies obwohl es auf eine tausendjährige Existenz zurückblicken kann.« Mehrere Beiträge in *Arte Joven* bringen Hinweise auf die Kindheit: wir finden sie in der Anthologie *Nuestra Estética, Ideas de Goethe* wie im letzten der drei Sonette Unamunos, das den Titel *Niñez* (*Kindheit*) trägt. Die Präsenz von Unamuno ist aufschlußreich, denn sein Pessimismus scheint grundsätzlich die Blaue Periode zu hinterfangen. Ein Buch wie *Amor y pedagogia*, das schonungslos die Wissenschaftsgläubigkeit der Erziehung angreift, gehört so besehen sicherlich zu dem Hintergrund, vor dem wir die Welt der Kinder in der Blauen Periode zu sehen haben. Manches von dem, was Unamuno in seinen Essays *Del sentimiento trájico de la vida en los hombres y en los pueblos* (dt. Ausgabe *Das tragische Lebensgefühl*, 1925) formuliert, geht in die Vorstellungswelt Picassos ein.

Die Verkleidungen der Rosa Periode

Das depressive Blau verschwindet 1905 schlagartig wieder. Es wird durch eine andere konzeptuelle Farbigkeit ersetzt. Die zarten, durchsichtigen, ins Helle spielenden Nuancen nehmen sofort für das Dargestellte ein. Verglichen mit dem, was wir in den vorausgehenden Jahren antrafen, wirkt nun dies wie eine unproblematische Rokokowelt. Die Körper sind entspannter. Doch erotische Annäherungen fehlen. Zwischen Mutter und Kind, zwischen den Kindern untereinander läßt sich eine innigere Beziehung feststellen. Ab und zu lockert ein Anflug von Zärtlichkeit die Szenen auf. Aber hinter all dem steht etwas Reserviertes, Leibfeindliches, auf das Rilke hingewiesen hat. »... manchmal, in halber Pause, will dir ein liebes Antlitz entstehn hinüber zu deiner selten zärtlichen Mutter ...«[18] Meist verkleidet sich der Umgang von Mutter und Kind in Anspielungen auf die Madonna mit dem Jesusknaben. Die manieristische Längung der Proportionen verleiht dem Motiv eine Preziosität, die gelegentlich hart an die Grenze des Sentimentalen führt. Genau genommen bleibt die Charakterisierung der Figuren auch jetzt zeitlos. Keines der Kinder setzt ein bestimmtes Modell voraus. Darauf hat Picasso wiederholt hingewiesen. Grundsätzlich gibt er in den Figurenbildern dieser Jahre kaum Realität wieder. Selbst die wenigen Porträts von Freunden stilisiert er fast bis zur Unkenntlichkeit. Oder er symbolisiert sie und läßt sie als Kinder auftreten. Im Hauptbild der Zeit, der *Gauklerfamilie* präsentiert er seinen eigenen Hofstaat (Seite 32 f.). In den zwei Jungen in der Bildmitte sollen sich André Salmon und Max Jacob verstecken.[19]

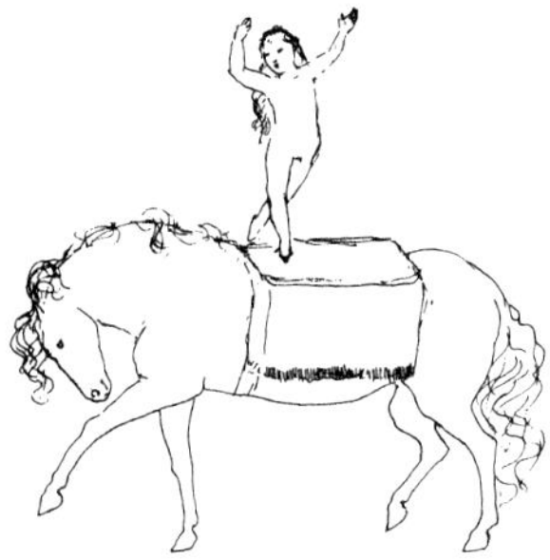

Die Kunstreiterin 1905

Auch in dieser Phase, die auf den ersten Blick so versöhnlich und ansprechend wirkt, stellt Picasso nie die bürgerliche Gesellschaft dar. Weiterhin haben wir es, wie in der Blauen Periode, mit der Verkörperung von Konzepten zu tun. Nicht von ungefähr entdeckten Apollinaire und Rilke in dieser Scheinwelt bedeutende Bezugsfiguren für das Hingehauchte, Allusive ihrer Lyrik. Erinnern wir nur an den berühmten Eingangssatz der fünften Duineser Elegie, die Rilke angesichts eines dieser Bilder geschrieben hat: »Wer aber sind sie, sag mir, die Fahrenden, diese ein wenig Flüchtigern noch als wir selbst …?«[20] Die Menschen, die auftreten, feiern keine Freizeiten. Wir sind weit entfernt von einem Hauptthema des französischen Impressionismus, von den Vergnügungen des Städters beim ›Déjeuner sur l'herbe‹ oder bei den Bootsfahrten auf der Seine. Denn hinter dem, was wie Gesten der Beschaulichkeit und der Unterhaltung aussieht, verstecken sich symbolisches Leben und metaphysisches Metier.

Der Künstler führt uns in eine marginale Gesellschaft, in die Welt der Gaukler, der Schaubuden, des Zirkus. Die Aufgabe, die der einzelne zu erfüllen hat, läßt sich an den Verkleidungen ablesen. Die mageren Silhouetten assoziieren nicht mehr Not. Denn die schlanken Körper sind nun Voraussetzung des agilen Auftritts im Zirkus. In dieser Umgebung von Akrobaten, Jongleuren und Gewichthebern schlüpfen die Kinder in ernsthafte, professionelle Rollen. Schon die Kleinsten sind kostümiert, da sie mit großer Selbstverständlichkeit und Routine in der Arena dieser melancholischen Gesellschaft von Außenseitern auftreten. Weil diese zarten Harlekine und Pierrots nicht wie Kinder spielen, sondern in den Kulissen des Lebens ständig proben, kann auch das Thema der Emanzipation der Kindheit und der Familie kaum zur Sprache kommen. Dafür liefert der Zirkus, das ›Theatrum mundi‹, die symbolische Begründung. Es gibt hier, im Unterschied zu den Varieté- und Zirkusszenen von Degas, Seurat oder Toulouse-Lautrec, keine Zuschauer. Alle sind Statisten des Lebens. Das gilt selbst für die Neugeborenen, die die Mutter wie Opfer in die Höhe hebt. Auch sie sind für ein marginales, frühreifes Leben bestimmt.

Primitivismus oder Kindheit

Zwischen die Rosa Periode mit ihrer emotionalen, literarischen Aussage und den Kubismus schiebt sich eine Übergangsphase, in der wir gelegentlich Kinder antreffen. Die Darstellungsweise ändert sich. Zu den schönsten Beispielen, die diesen Umschwung verdeutlichen können, gehören die zwei Fassungen von *Die beiden Brüder* (Seite 38, 41). Sie haben die Verkleidung und Kostümierung der Gauklerbilder abgeworfen. Der Akt, der zuvor im Werk nur ausnahmsweise auftauchte, fasziniert den Künstler mehr und mehr. Der nackte Körper ist nicht nur ein wichtiges neues Motiv im Werk. Er kündet eine grundlegende Neuorientierung an. Die Natürlichkeit der Gesten unterbricht radikal das Zeremoniell der bisherigen Darstellungen. Die Gestalten werden von dem literarisch-psychologischen Ballast befreit, den sie in ihren stilisierten Choreographien mitschleppten. Als Kanon dient vorübergehend die griechische Kouros-Figur. Dieser Wechsel ist interessant, denn er wird fünfzehn Jahre später, als Picasso die kubistische Bildsprache wieder aufgibt, die Hinwendung zu einem Klassizismus begründen. Die einfache Präsenz der Körper in diesen Monaten wird eine Voraussetzung für den Kubismus. Die porträthafte Charakterisierung tritt in diesen Bildern noch weiter zurück. Der Gesichtsausdruck, der während der Blauen und Rosa Periode eine konventionelle Physiognomik des Schmerzes, der Trauer oder der Melancholie zum Ausdruck brachte, verschwindet. Der Künstler reduziert, könnten wir sagen, nun sogar den Hinweis auf eine generelle Expression. Dies gilt für die zahlreichen Darstellungen der Fernande wie für das Porträt von Gertrude Stein, auf das Picasso zwar eine Vielzahl an Sitzungen verwandt hatte, das er aber letztlich in einem nachgeholten rapiden Arbeitsgang neu begann und radikal auf eine Maske reduzierte. Was diese Gesichter ausdrücken, läßt sich nicht in einem normativen psychologischen Sinne deuten. Im Sommer 1906, in Gosol, präzisiert sich dieser Bruch mit der gesamten früheren Thematik. Ein bedeutendes Bild, *Mann, Frau und Kind* (Seite 37), ist auf den Herbst datiert. Mit ihm verabschiedet sich das Kind für viele Jahre aus dem Werk. Das Gemälde entstand kurz nach *La Coiffure*, in dem gleichfalls noch ein kleiner Junge auftaucht (Seite 36). Der Vergleich zwischen beiden Kompositionen ist aufschlußreich. Stilistisch kündet das spätere *Mann, Frau und Kind* unübersehbar die Wende an, die Ende 1906, Anfang 1907 die Reduktion

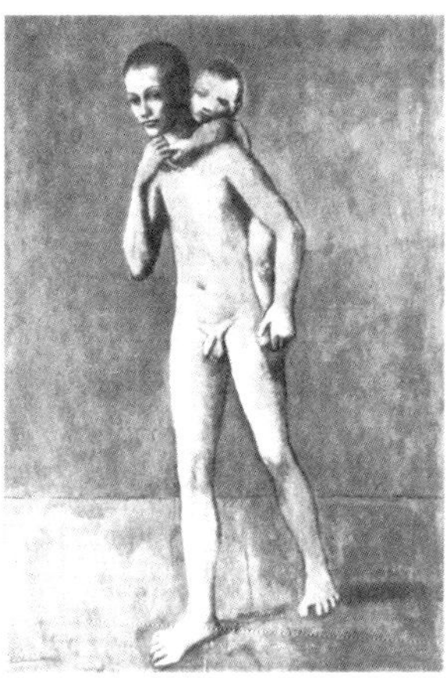

Die beiden Brüder 1906

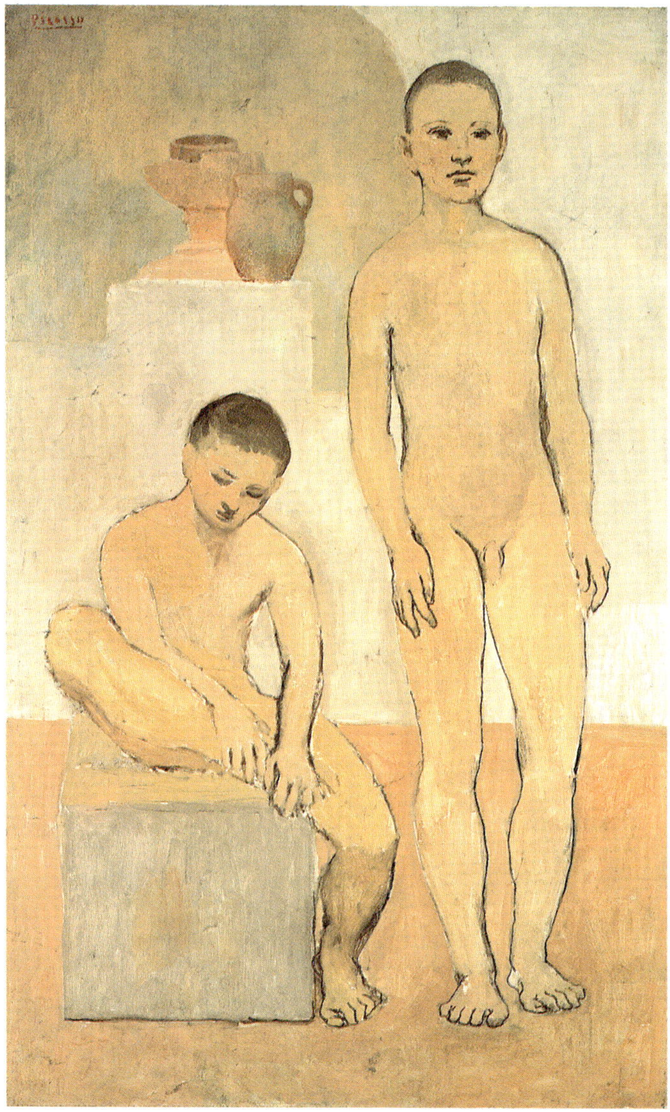

Zwei Jünglinge 1905

auf den konstruktiven Aufbau von Figuren und Gesichtern ermöglicht. Zumindest einige Voraussetzungen für die frühe, expressive Phase des Kubismus erfüllt *Mann, Frau und Kind*: die Komposition ist unten angeschnitten, sie entfaltet sich in der Fläche, der räumliche Aufbau wird zugunsten der bildparallel eingeführten Elemente vernachlässigt. Dieser Zusammenstellung von einzelnen Elementen werden die Details weitgehend geopfert. Das Non-Finito, das schon immer dort auftauchte, wo sich

Picasso einer größeren, mehrfigurigen Komposition zuwandte, wird Teil der Bildstrategie. Ein harter, vereinfachender Kontur und die breiten, groben Umrißlinien der Gesichter widersprechen dabei völlig der Zärtlichkeit oder Sentimentalität, die bisher die Beschäftigung mit dem Thema kennzeichneten. Die physische Präsenz wird auf Kosten der Wiedergabe eines psychologischen Klischees bis zum äußersten getrieben.

Kubismus: Die Suche nach einer Welt ohne Kindheit

Danach verschwindet unser Sujet auf lange Jahre völlig. Wir dürfen uns mit diesem Hinweis nicht begnügen. Offensichtlich haben Kind und Kegel keinen Platz im Kubismus. Warum fällt das Thema in der folgenreichsten Phase des Werks aus? Prinzipiell greift der Kubismus nach wenigen, statischen Bildthemen. Porträts finden sich darunter nur ausnahmsweise. Die Charakterisierung der Dargestellten hält sich weitgehend an kleine, bezeichnende Details und an Attribute: Alle diese Details (Schnurrbart, Objekte aus dem Besitz des Dargestellten) gehören der Welt der Erwachsenen an. Die übrigen Figurenbilder variieren Gitarrenleib und Musikanten. Für das, was das anthropomorphe Musikinstrument verkörpert, bildet der Aufsatz aus *Arte Joven*, den wir erwähnt haben, eine grundlegende Referenz. Der Kampf um ein von Akzidenzien gereinigtes, definitives Bild tritt in den Vordergrund. Picasso sucht – darin folgt er fasziniert Cézanne – ein ›Nunc stans‹, den Haltepunkt im Wechsel. Prinzipiell geht es dem Kubismus um ein zeitloses, apriorisches Erfassen der Gegenstandswelt. Es ist hier kein Platz für ›junge‹ Formen, für die Übergangszeit, die das Kind symbolisiert. Der Gedanke des biologischen und psychologischen Wachstums fällt aus. Die Beschäftigung mit dem Organischen, die die Blaue Periode mit ihrer Passion für das Verwachsene und Monströse so sehr in den Vordergrund rückte, verschwindet hinter dem Aufbau einer kristallinen, mineralogischen, endgültigen Welt. Wir könnten nun fragen: kann ein Bildmotiv, auf das Picasso in diesen entscheidenden Jahren des Kubismus verzichtet, überhaupt zu den wichtigen Themen des Werks gezählt werden? Bagatellisiert dieses Desinteresse nicht das Sujet, von dem hier die Rede ist?

Wir hatten darauf hingewiesen, wie sich im Umkreis von *Arte Joven* bei Picasso eine Ideologie feststellen ließ, die sich auf das Kindliche und Spontane berief. Doch diesmal nimmt Picasso nicht das Kindliche zum Vorbild. Die Auseinandersetzung gilt einer anderen Kindheit: dem ästhetischen ›Primitivismus‹. An die Stelle des Kontrastes, den halb unsichere, halb graziöse Bewegungen von Kindern in die meist statischen Szenen der Frühzeit einführten, an die Stelle der Beobachtung kindlicher, unreifer Gesten in der Blauen und Rosa Periode tritt die Hinwendung zur außereuropäischen Kunst. Ganz offensichtlich führt die Arbeit im Umkreis der *Demoiselles d'Avignon*, dieser Versammlung von fünf Prostituierten, zum entscheidenden Paradigmenwechsel. Auch hier geht es erneut um ein ›sacrificium intellectus‹, von dem in Unamunos Schriften die Rede ist. Doch weiter hatte sich bisher kein Künstler auf dieses Terrain vorgewagt. Unamuno verwies auf die Größe des Menschen, der bereit sei, sich lächerlich zu machen. Er bezog sich dabei auf Don Quijote. Für die antikulturelle Position Picassos liefern die Aufzeichnungen des Freundes und Sprachrohrs Sabartés den wohl treuesten Kommentar. In dessen Texten ist neben der Suche nach Kindheit auch von dieser bewußt herbeigeführten Regression die Rede, zu der Unamuno aufgerufen hatte. Die Reaktionen auf die *Demoiselles d'Avignon* lassen daran keinen Zweifel. Kahnweiler hat als Augenzeuge die Stimmen der Zeit zusammengefaßt: »Das Bild, das er gemalt hatte, erschien allen irrsinnig und monströs.«[21] Sabartés begründet nachdrücklich den radikalen Bruch, den die entsetzten Zeitgenossen in Picassos neuesten Bildern entdecken mußten: »Zugleich verfechten wir hartnäckig – denn die Idee stammt von Picasso – die These, daß der echte Künstler ein völliger Ignorant sein müsse; denn das Wissen behindere, trübe die Sehkraft und hemme die Ausdrucksfähigkeit, da dadurch die Ursprünglichkeit verloren gehe ...«[22]

Die Rückkehr des Motivs

Die Tatsache, daß Picasso zwischen 1906 und 1919 kein Kind mehr dargestellt hat, begründeten wir damit, daß die kubistische Bildsprache eine Ikonographie privilegieren mußte, die alle illustrativen und sentimentalen Themen ausschloß. Auch die ande-

Mutter und Kind 1907

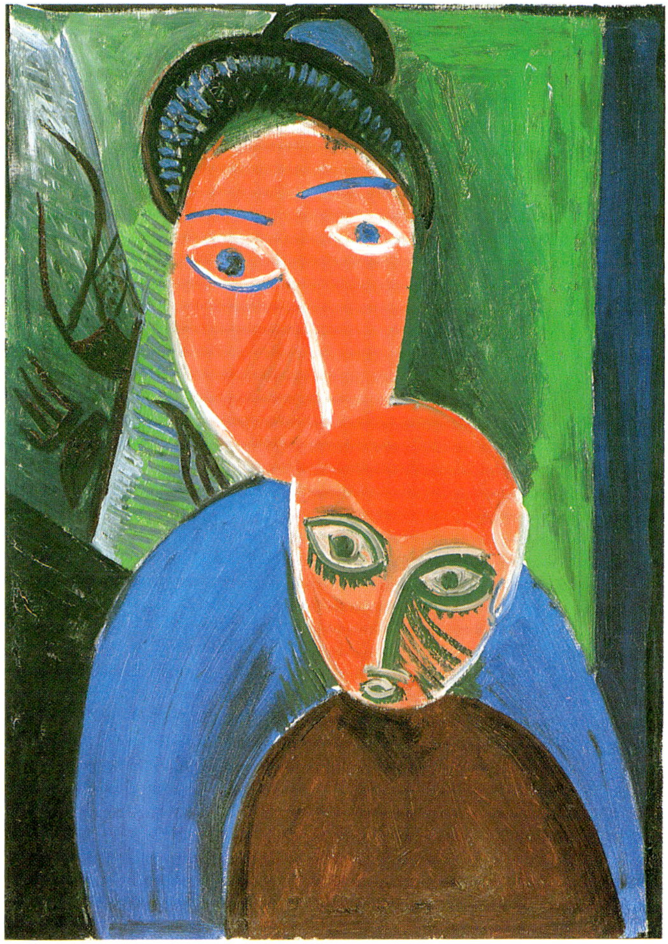

ren kubistischen und futuristischen Künstler, die Picassos und Braques langen ›Weg zum Kubismus‹ als Fertigsprache übernahmen, haben mit diesem Motiv nichts anfangen können. Das gilt selbst für La Fresnaye, der eine Reihe von erzählerischen Themen in einem kubistischen Esperanto abhandelte. Nicht einmal in dessen genrehaftem *Das Eheleben* (1913) findet es einen Platz. Zu den wenigen früheren Beispielen zählt *Mädchen auf dem Balkon laufend* von Giacomo Balla (1912)[23]. Der Futurist kann mit seinen Stilmitteln das einzige Merkmal von Kindheit visualisieren, das ihm überhaupt wichtig erscheint: Rastlosigkeit, die beim Rennen multiplizierten Beine. Wenn bei Picasso in den ›heroischen‹ Jahren des Kubismus das Kind verschwindet, so heißt dies nicht, daß sich die neue Bildsprache diesem Thema auf die Dauer verwehren wird. Wie seine übrigen Bildthemen wird Picasso in den kommenden Jahrzehnten auch dieses Sujet mit den Darstellungsmodi angehen, die ihm zur Verfügung stehen, auch mit den kubistischen Sprachmitteln. Wir haben in diesem Zusammenhang zu rekapitulieren: Die notwendige Beschränkung auf wenige Themen, die ein spontanes Wiedererkennen ermöglichen (Stilleben, Landschaft, Frau mit Gitarre), war die Bedingung dafür, daß sich die kubistische Bildsprache in ihrer ersten, analytischen Phase schrittweise zu immer größerer Komplexität und Unanschaulichkeit herausbilden konnte. Eine Vielfalt an Themen oder solche Themen, die komplexe Geschichten erzählen, hätten diesen Prozeß verunklärt. Das gilt aber nicht mehr für die zweite, die synthetische Periode des Kubismus.

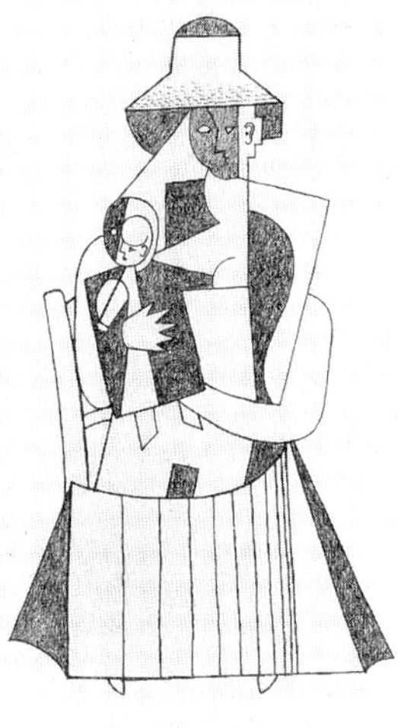

Kleines Mädchen mit Puppe 1917

Nach 1917 hatte die Beschränkung auf Themen, die sich Picasso zu Beginn des Kubismus auferlegt hatte, ihre kategorische Unerbittlichkeit eingebüßt. Deshalb kann es auch nicht verwundern, daß unser Motiv in dieser späteren Phase wieder auftaucht. 1919 malt Picasso *Mädchen mit Reifen*. Die Arbeit schließt sich einer Reihe von Bildern an, in denen er mit neuen Themen experimentierte. Doch auch in *Mädchen mit Reifen* bleibt die Grenze der Darstellbarkeit des Motivs mit rein kubistischen Bildmitteln deutlich erkennbar. Das geometrisierte Gesicht gibt uns keine Aufschlüsse über das Lebensalter. Deshalb verwendet Picasso das Attribut, den Reifen, den das Kind in Händen hält, der es als Kind definiert. Eine Photographie diente anschließend dazu, eine überraschende neue Fassung einer ›Erstkommunion‹ zu geben. Doch hier beließ es Picasso nicht bei der mehr oder weniger faksimilehaften Wiedergabe eines Reklamebildchens, mit dem ein Photostudio für seine Dienste warb. Er gab von diesem Erstkommunikanten auch eine kubistische Version, die die Proportionen der Figuren und die Komposition, die er im Ausgangsbild vorfand, in hohem Maße respektiert (Seite 48 f.). Ja, er übernimmt aus der Photographie einige pittoreske Details.[24] Picasso geht nicht von der direkten Beobachtung aus. Er verarbeitet eine vermittelte Wirklichkeit. Das beschränkt sich übrigens nicht auf den Umgang mit Photos. Zum Bühnenvorhang zog Picasso die Photographie nach einer Aquatinta von Vianelli heran.[25] Der Griff nach solchen Dokumenten ist zu dem Zeitpunkt, da Picasso die konzeptuelle Malerei des Kubismus schrittweise aufgibt, besonders interessant: Es kommt einem so vor, als müsse er sich erst wieder

Rechts:
Mädchen mit Reifen 1919

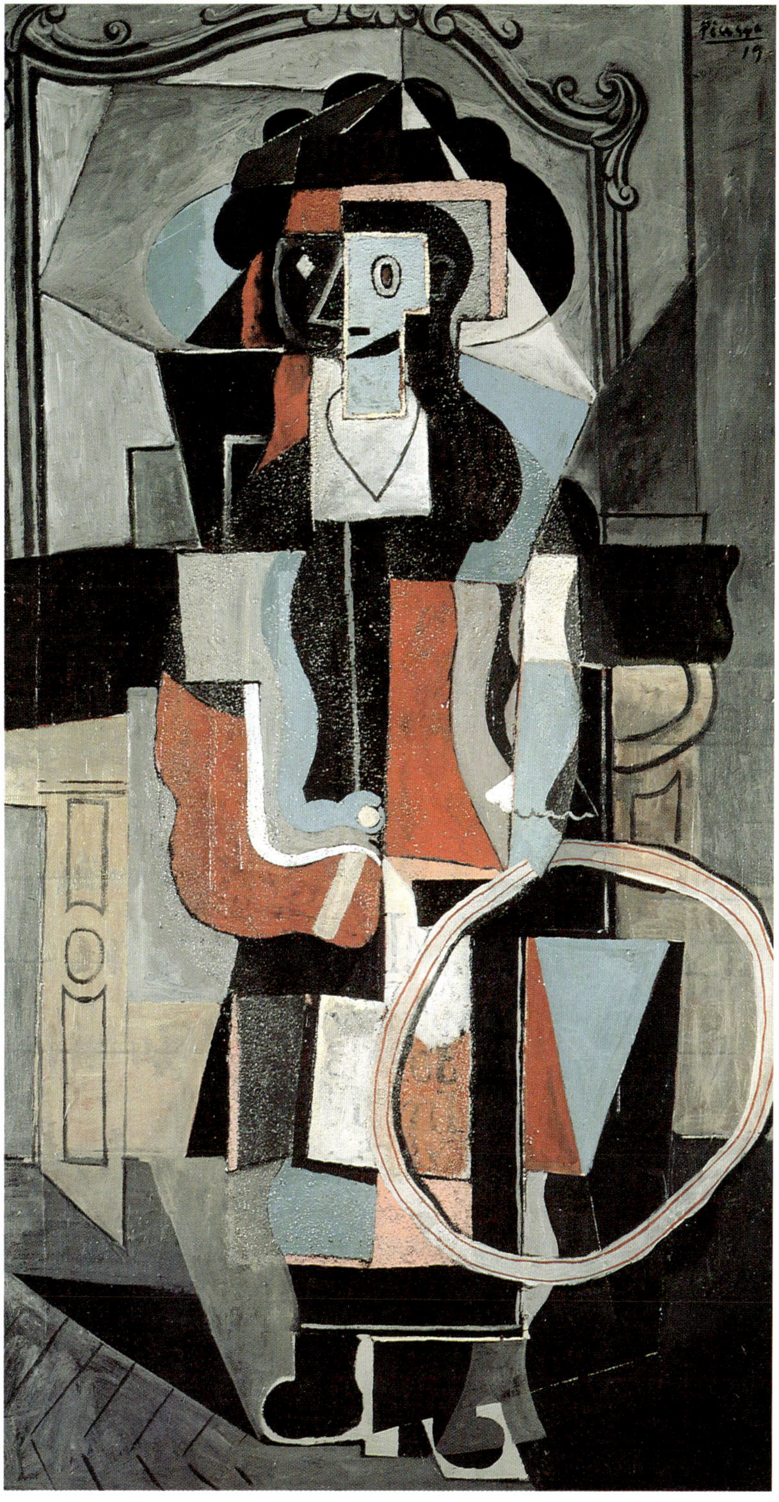
Picasso
19

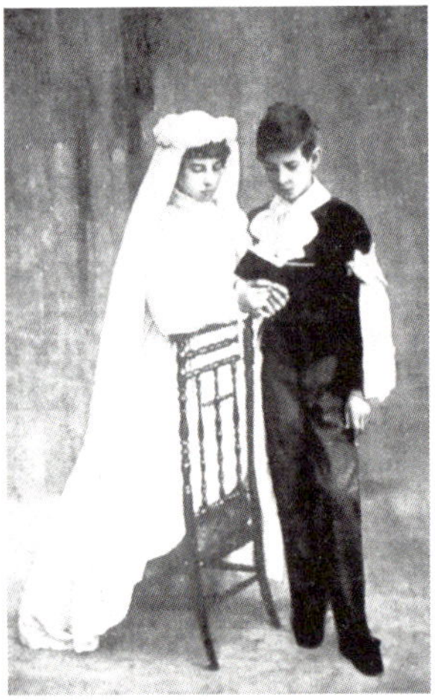

Werbephotographie des Photoateliers Grandval 1914

in der Wirklichkeit zurechtfinden und als sei er stärker als zuvor auf ein vermitteltes Sehen angewiesen. Das gilt auch für die Wiederbegegnung mit dem Motiv ›Kind‹. Dabei hält sich der Künstler überall dort, wo er bei einer Photographie oder einem anderen Bilddokument einsetzt, einigermaßen wörtlich an den Ausdruck und an Details, die er in der Vorlage antrifft. Eigentlich nur in den wenigen Fällen, wo Picasso in diesen Jahren zur Photographie greift, dringen veristische Züge in das Werk ein. Der Umgang mit der Photographie hilft mit, die Monumentalität der klassizistischen Fassung aufzubrechen oder aufzulockern. Den Vorlagen entnimmt er Details. Dies geschieht auf überaus dosierte Weise. Und nirgends illustriert Picasso das Alltagsleben. Die symbolische Überhöhung der Umwelt ist wichtiger.

Anders löst er dieses Problem in einem ›kubisierenden‹ *Kleinen Mädchen mit Puppe*, wohl eher einer Mutter- und Kind-Dar-

Die Erstkommunion 1919

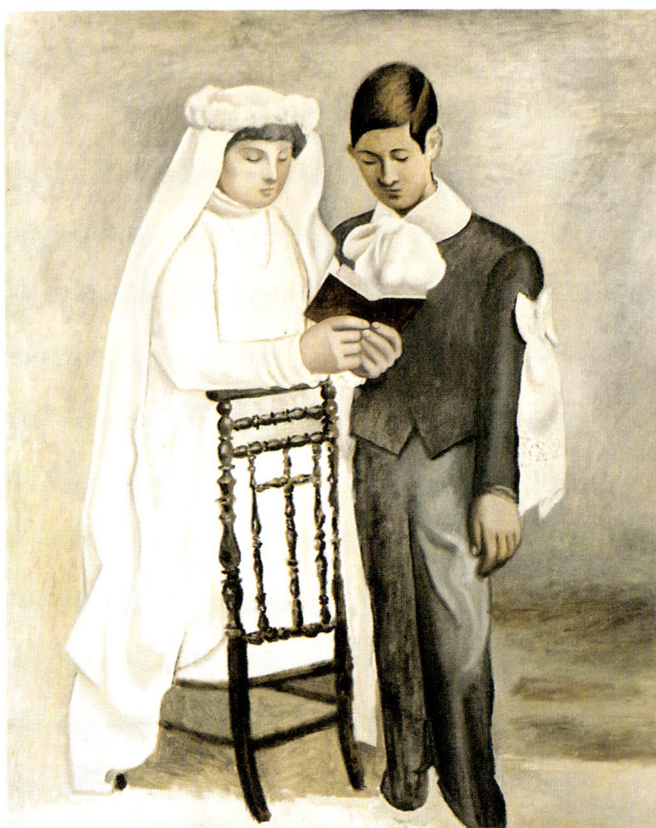

Die Kommunion 1919

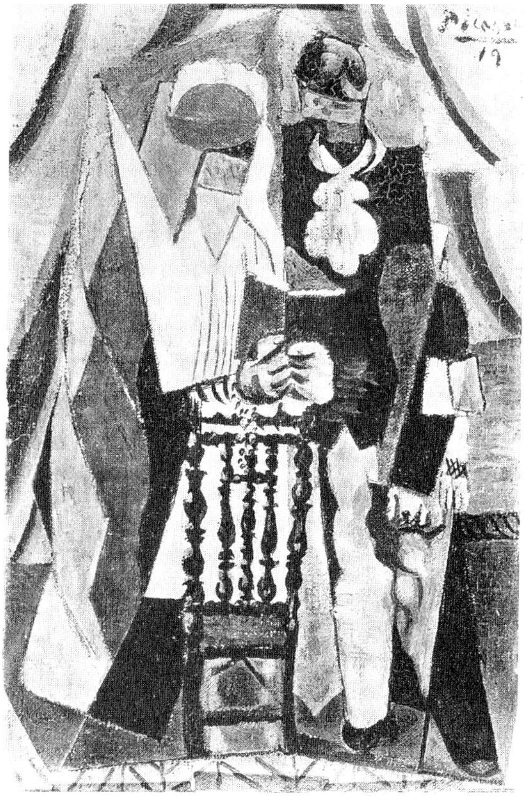

stellung (Seite 46). Auch sie reiht sich dieser Auflösungsphase ein, in der verschiedene Stilformen gleichzeitig und gleichberechtigt herangezogen werden. Deutlich Überblenden sich in dieser Zeichnung erkennbare Signale und konzeptuelle geometrisierende Gestaltung. Der kugelförmige Kopf des Babys spielt auf das Kindliche an. Das weist in die Richtung eines oft humorvollen kubistischen Abstrahierens, mit dem Klee Kinderwelt und Kindliches in seinen Blättern zum Ausdruck bringt. Noch in einer Reihe weiterer Zeichnungen beschäftigt sich Picasso mit dem Motiv. In einer anderen Version von *Mutter mit Kind*[26] wendet er sich Renoir zu. Die eine oder andere Versammlung von Erwachsenen und Kindern, die in diesen Monaten erscheint, ruft die Gaukler- und Harlekinszenen der Rosa Periode in Erinnerung.

Klassizismus und Stilpluralismus

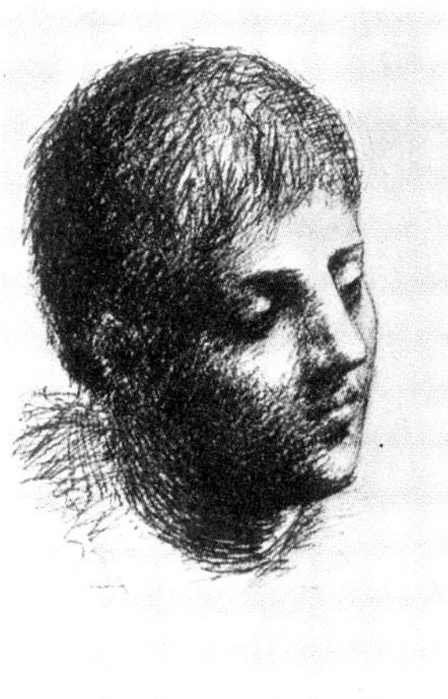

Kopf eines jungen Mannes 1923

Diese klassischen Arbeiten folgen auf die Zeit, in der Picasso in Rom und Neapel mit Diaghilews ›Ballet russe‹ für *Parade* zusammenarbeitet. Bei diesem Anlaß lernt er seine spätere Frau Olga kennen. Nach seiner italienischen Reise (1917) treten vermehrt klassische Themen in sein Werk ein. Deren Wiedergabe ist auf geschlossene Konturen und auf ein festes Volumen angewiesen. Die Beschränkung auf wenige zeitlose Bildthemen läßt sich am ehesten mit dem Hinweis verstehen, daß Picasso in der Übergangsphase, die ihn 1906 aus der sentimentalen Rosa Periode zum Kubismus führte, schon einmal vorübergehend mit dem klassischen Figurenkanon gespielt hatte. In dem Rückgriff auf eine gewissermaßen zeitlose Kunst kündigte sich die Grundtendenz des Kubismus an. Denn auch diesem ging es darum, zu einer Gestaltung zu gelangen, die das Akzidentelle ausschließt.

Die Entscheidung für den Klassizismus hat für unser Thema Konsequenzen. Einige Jahre lang setzt sich Picasso vorrangig mit dieser neuen Norm auseinander. Es ist bekannt, daß der avantgardistische Betrieb damals überall eine Denkpause einlegte. ›Retour à l'ordre‹ lautete die Devise. Darin sprach sich eine Skepsis gegenüber den extremen Positionen der Vorkriegszeit aus. Diese Rückkehr zu einer Ordnung, zu einer Norm war bei Picasso, Matisse, Derain – im Rahmen der Malerei, die selbst nicht in Frage gestellt wurde – gewissermaßen ein Äquivalent zu dem, was sich im Umkreis der Dadaisten abspielte. Dem ironischen Hinweis der Dadaisten, Dada sei nicht modern, entsprach bei Picasso die Rückkehr zu Figurenbildern, die ein brillantes Metier und die Kenntnis der Tradition heranzogen. Doch keiner war wie er in der Lage, den klassizistischen Anstoß zu einem eigenen erkennbaren Stil zu entwickeln. Im Unterschied zu den Künstlern, die sich im Umkreis der ›Neuen Sachlichkeit‹ oder des ›Novecento‹ in einer ersten postmodernen Anstrengung mit der Antike oder mit der Renaissance auseinandersetzten, fehlt bei Picasso das genaue Modell, auf das er sich hätte beziehen wollen. Das zeigt ein Vergleich mit all den Madonnen, die damals die Gunst der Stunde hatten. Sehr schnell wird auch der Klassizismus bei ihm eine ›Cosa mentale‹, die auf die Problematik der modernen Kunst bezogen bleibt. Dem schließt sich die resolut neue Farbgebung an. Wie immer nimmt Picasso bei seiner Entscheidung für ein Kolorit keine Rücksicht auf eine Lokalfarbe.

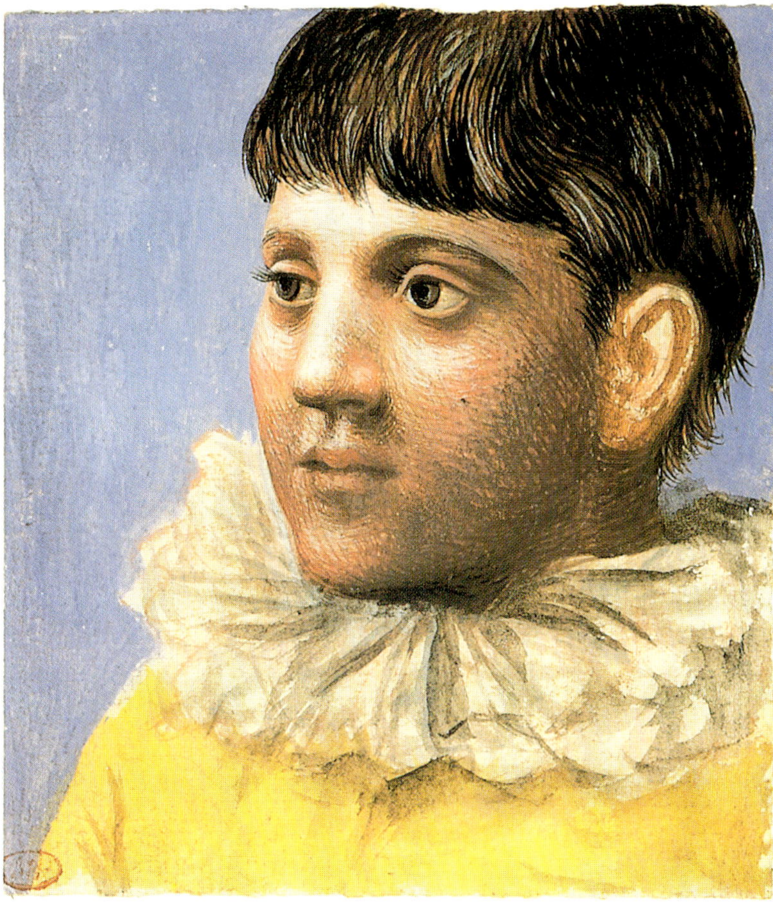

Porträt eines Kindes im Pierrotkostüm 1922

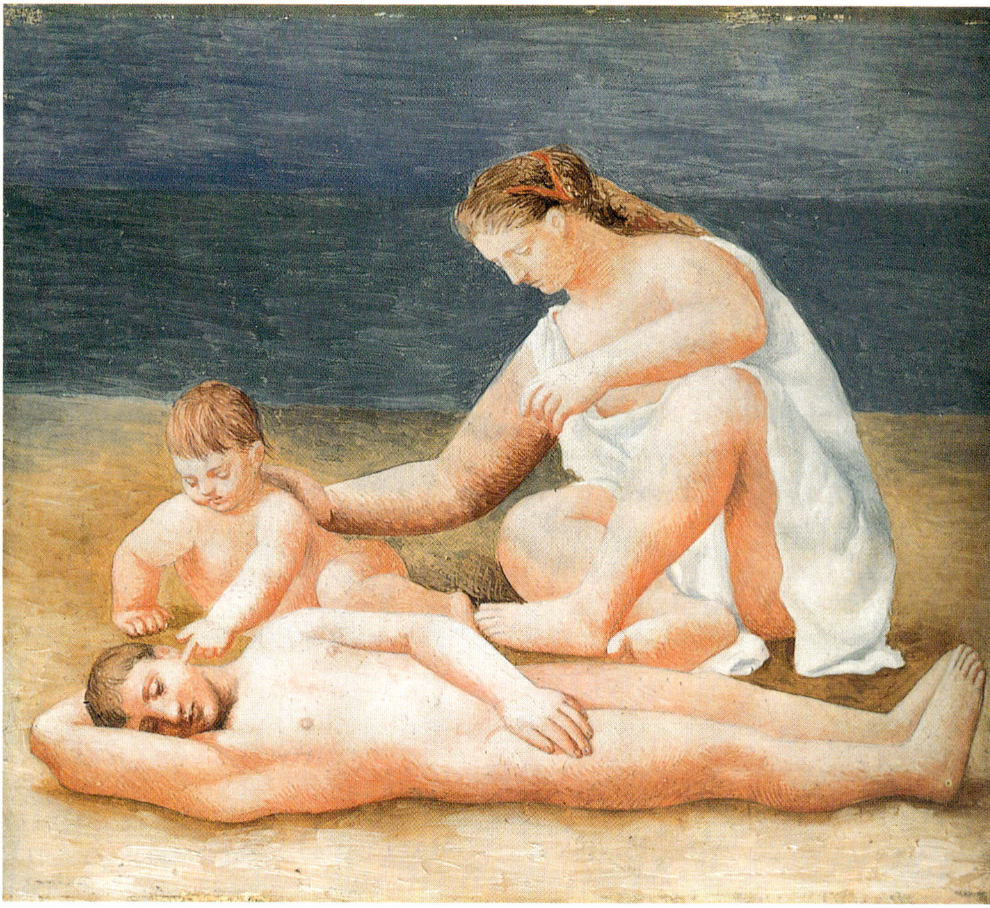

Familie am Strand 1922

Rechts: Mutterschaft 1921

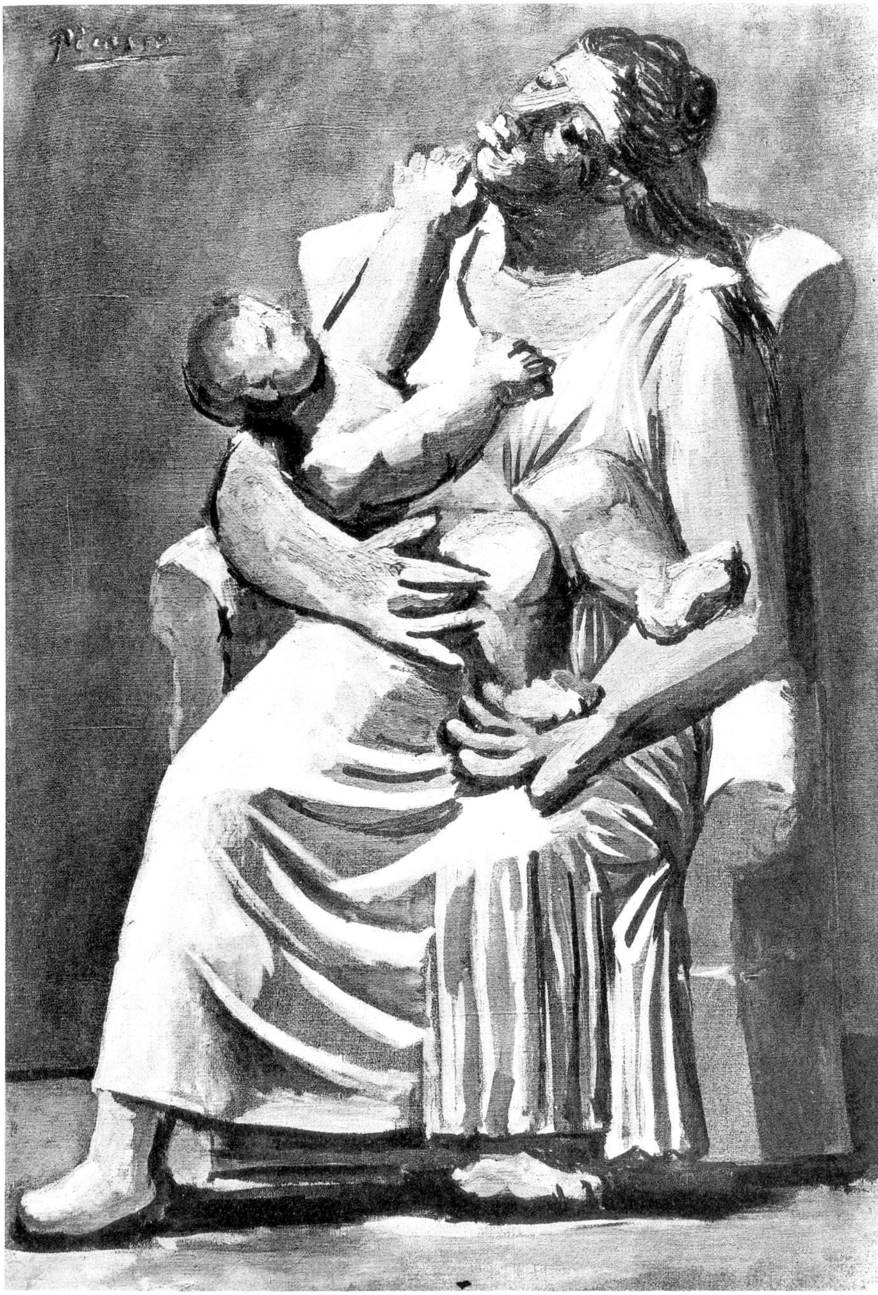

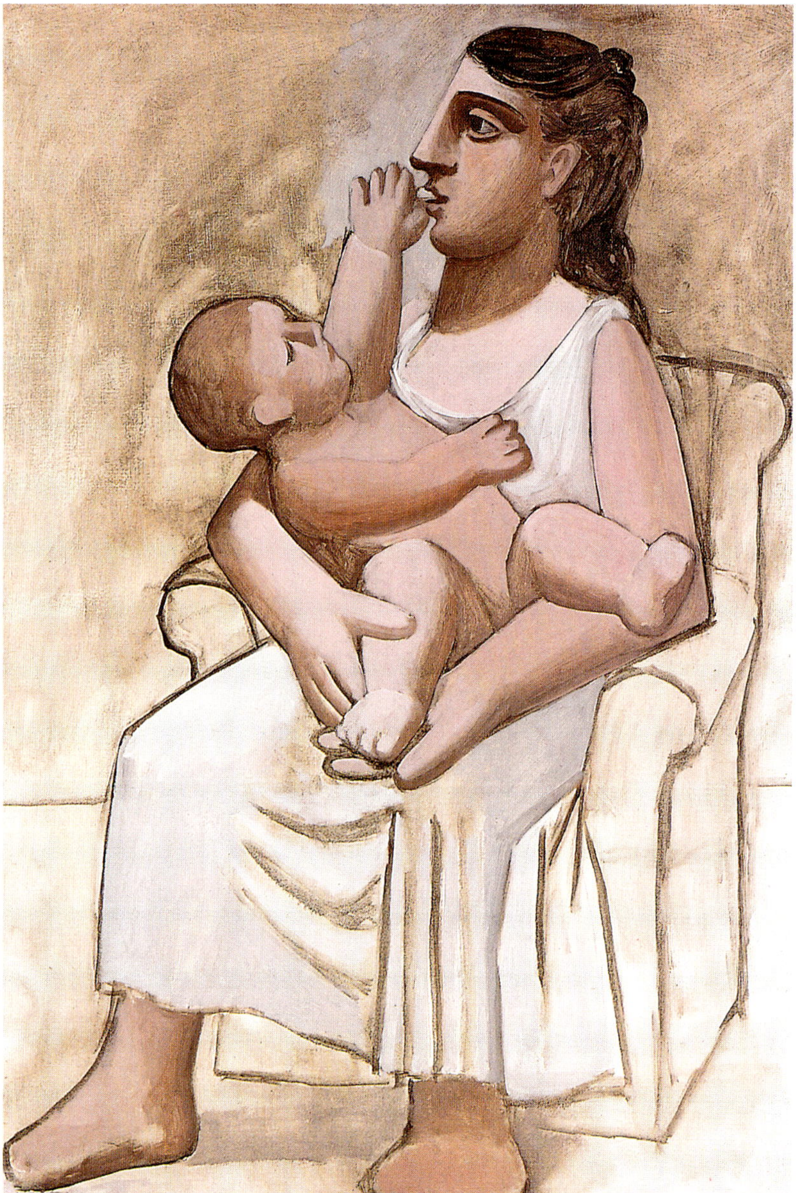

Mutter und Kind 1921

Frau und Kind am Strand 1921

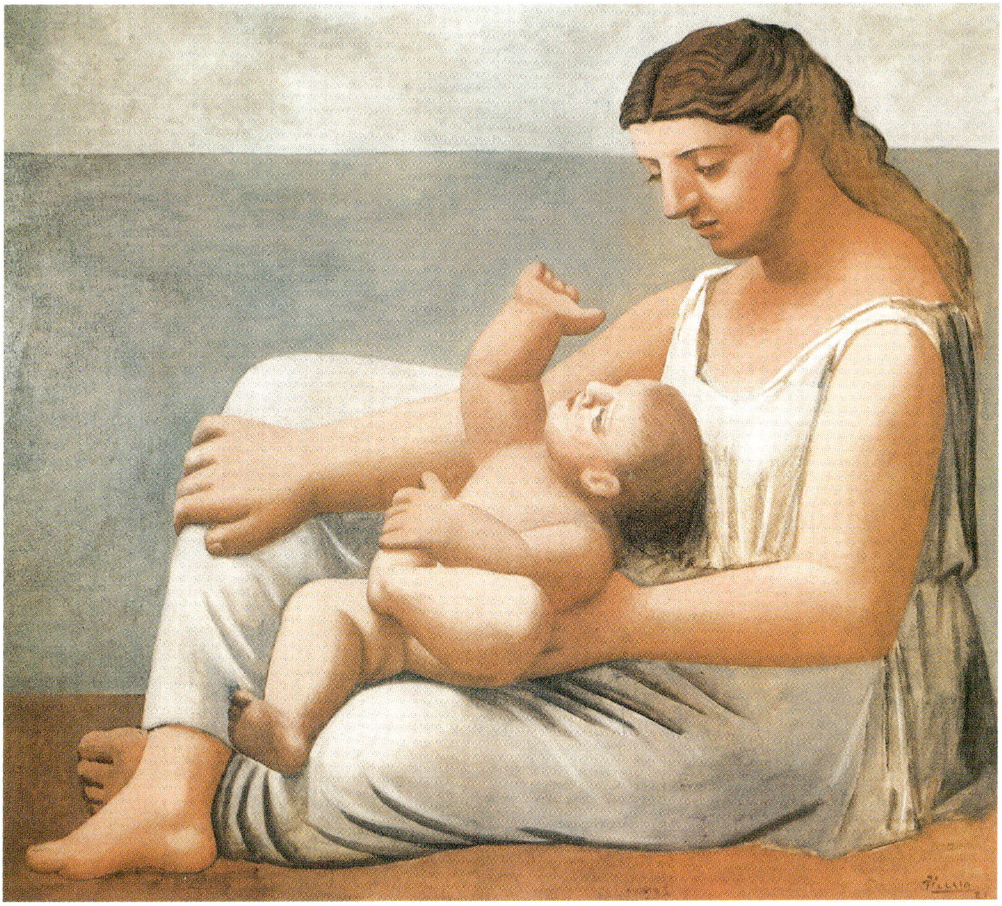

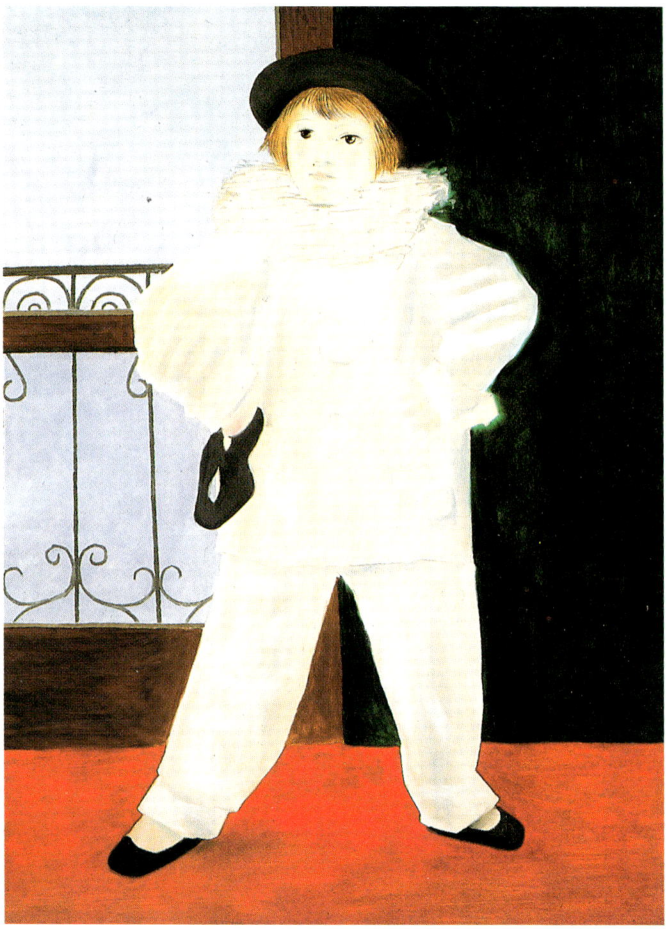

Paolo als Pierrot (Der Sohn des Künstlers)   1925

Rechts: Paolo als Harlekin   1924

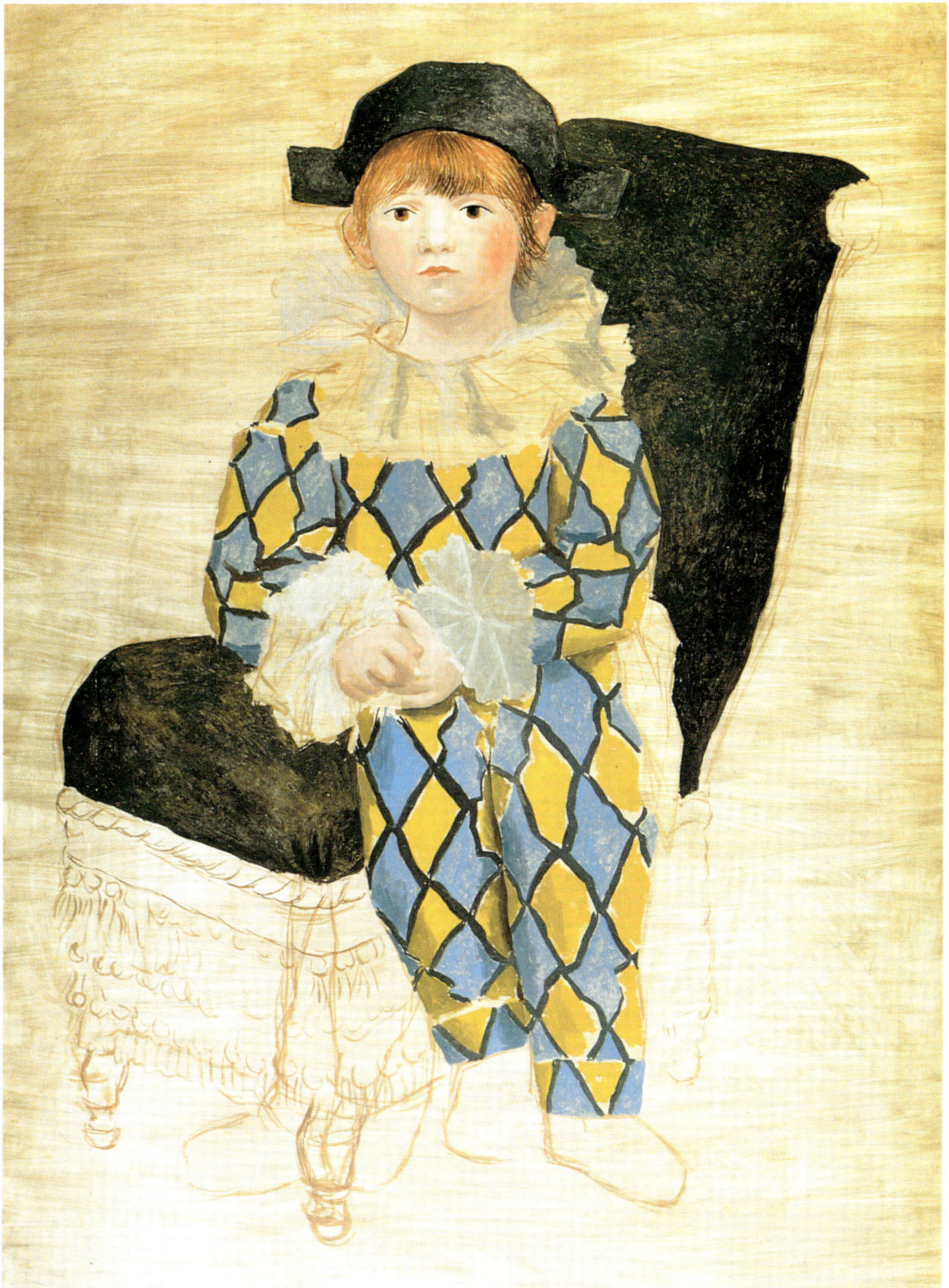

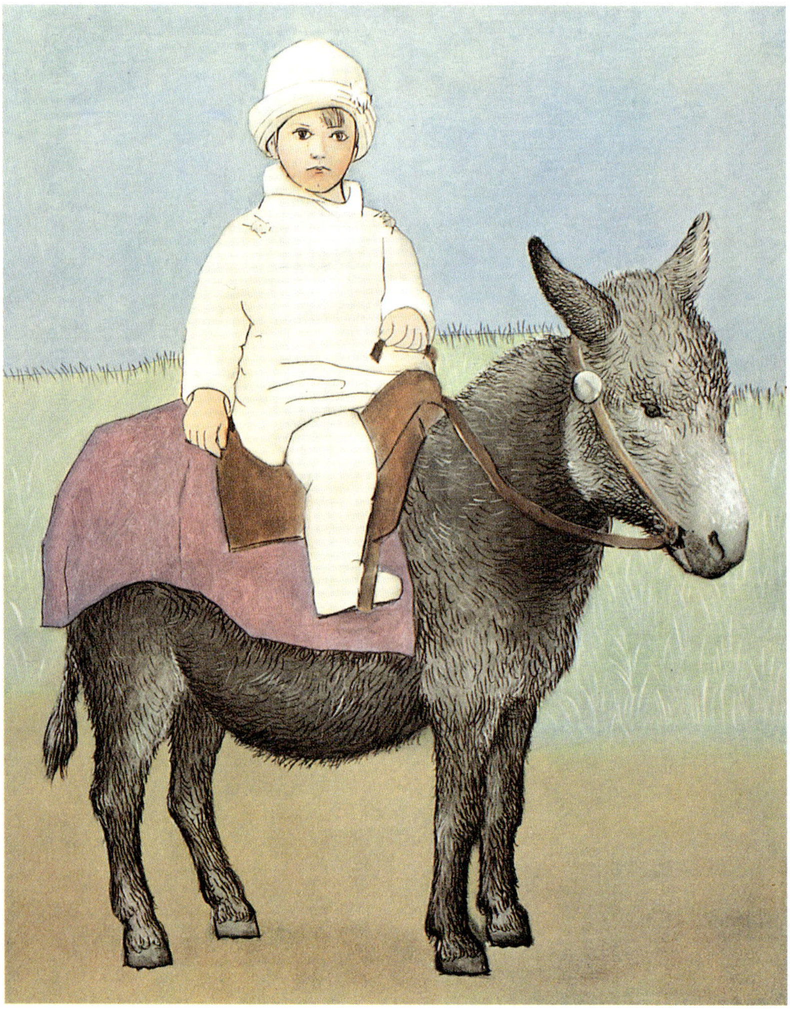

Paolo auf einem Esel 1923

Rechts: Paolo beim Zeichnen 1923

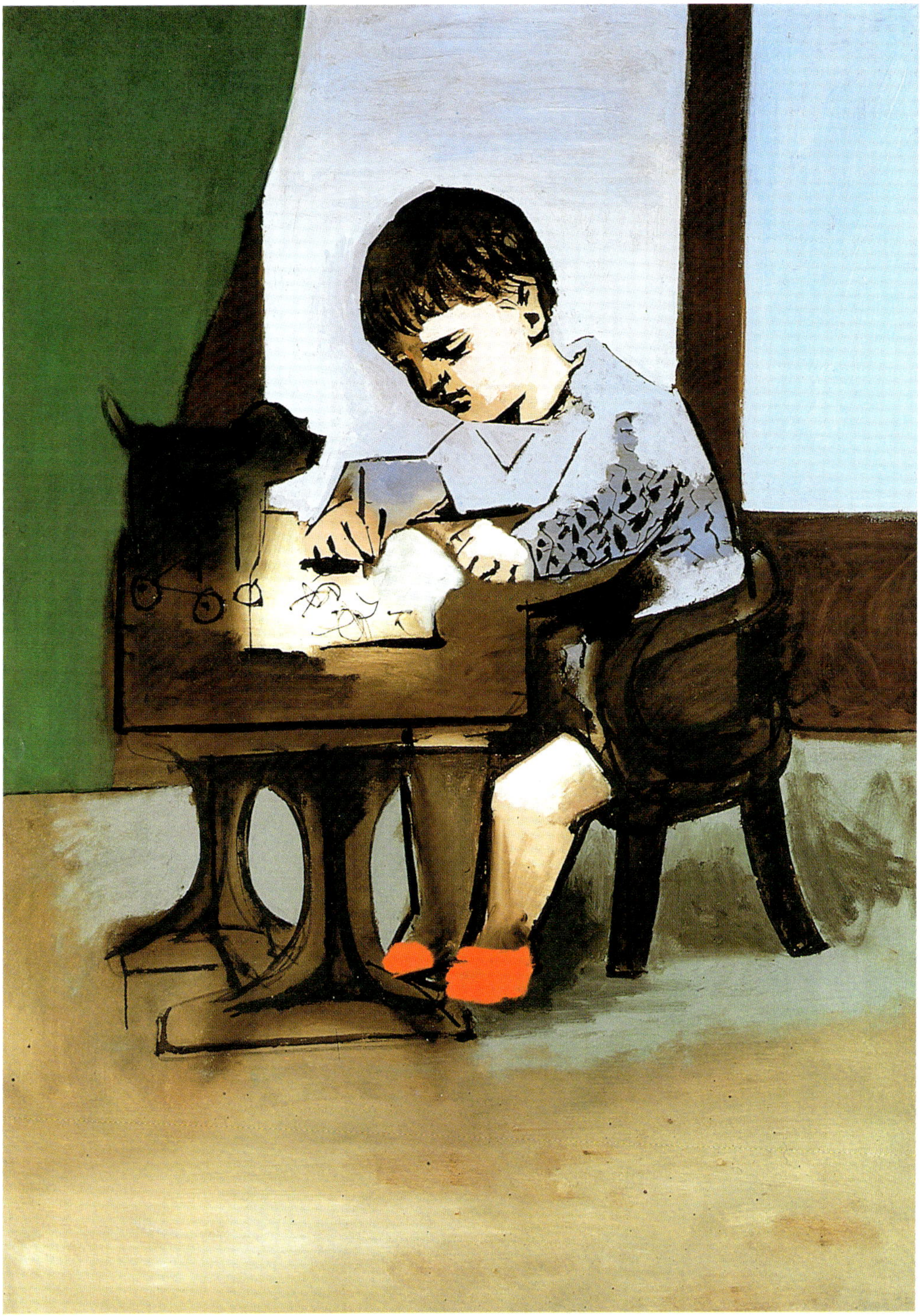

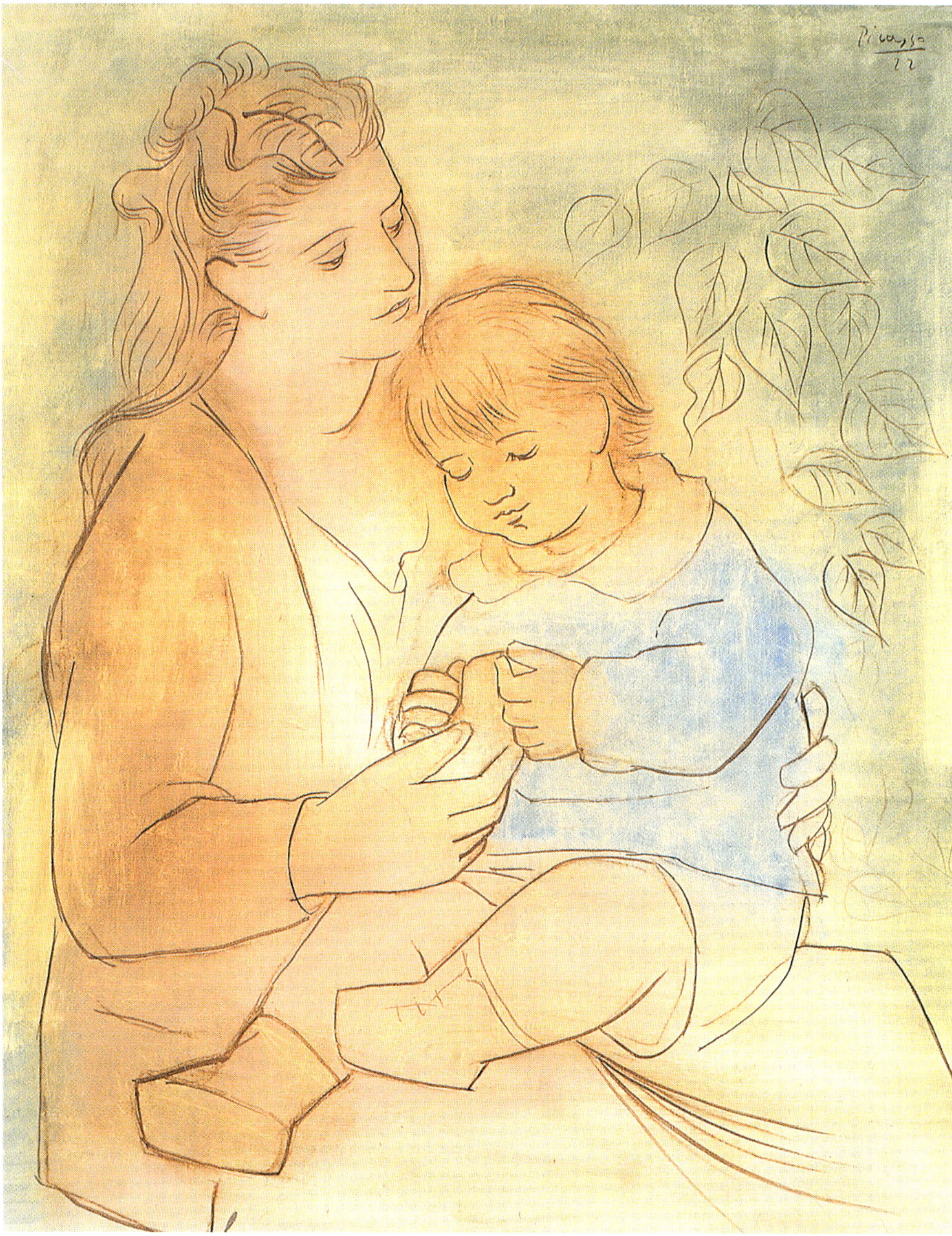

Mutter und Kind 1922

Alle vorangehenden Perioden – die Blaue Periode, die Rosa Periode, das Ocker der Monate in Gosol und die Grau-Braun-Tonalität des Kubismus – ließen sich auf die Wahl eines generellen Kammertons zurückführen. In der jüngsten Periode dominiert zunächst eine rötlich-braune Tonalität, die hervorragend die insistierende Präsenz von jungen Körpern und frischem Inkarnat zu symbolisieren vermag.

Der neoklassizistische Stil begründet Picassos Griff nach zeitlosen Sujets. Dazu gehören verschiedene Variationen über das Thema Mutter und Kind, die nicht erst nach der Geburt des Sohnes Paul auftauchen (Seite 53 ff.). Alle Bilder heben den monumentalen, zeitlosen Charakter hervor. Gewänder, Gesichtszüge werden nicht näher charakterisiert. Wie eingefroren wirkt diese Welt. Die Ausdrucksindifferenz, die hier zu Tage tritt, kennen wir bereits aus der Rosa Periode. Bewegung bringt nur das Kind, und auch diese Bewegung spielt sich immer innerhalb eines unveränderlichen ikonographischen Topos ab. Die Mutter bleibt meist in einer hieratischen Haltung befangen. Sie spielt ihre Rolle auf der Bühne der Kunstgeschichte. Antikisierende Elemente, eine Vorliebe für kannelierte Gewänder überwiegen.

Am 4. Februar 1921 war Picasso erstmals Vater geworden. Diese einschneidende Veränderung im Leben findet in den Bildern zunächst keinen Widerhall. Zwar treffen wir ab und zu Dreiergruppen an: Vater, Mutter und Kind, wobei der Vater meist schläft und das Kind mit einer zärtlichen Geste die Strenge der Komposition zu überspielen sucht. Doch es sind bukolische Szenen, die nichts mit der Lebenswirklichkeit zu tun haben. Vorzugsweise entführt der Künstler diese Gruppe an den Meeresstrand (Seite 52). Liebesspiele schieben sich dazwischen.

Mag Picasso mit diesen Bildern auch auf das eigene Familienleben anspielen, so unterläßt er es doch, den Köpfen einen individuellen Ausdruck zu geben. Hinweise auf den Haushalt in der Rue de la Boétie, Bilder vom häuslichen Glück und von der Harmonie der Familie suchen wir hier vergebens. Den Säugling Paul will Picasso offensichtlich nicht darstellen. Die Bilder und die Zeichnungen umgehen alle physiologischen Details. Alles, was konkret mit Kindheit zu tun hat, wird folglich ausgespart. Kindliche Gesten, das Tölpische, Weinen, all dies fehlt. Das ist auffällig, wenn wir einmal überlegen, mit welch gesteigerter Aufmerksamkeit Picasso später das Heranwachsen seiner anderen Kinder in Zeichnungen und Bildern verfolgen sollte. Picasso sublimiert das Kleinkind, er transponiert es in das Modell, das ihm die Museen zur Verfügung stellen, er macht daraus ein Jesuskind auf dem Schoß der Mutter. Die Faszination durch die Madonna mit Kind oder die mächtige, nährende Muttergöttin der Antike steht in vielen Bildern im Vordergrund.

Das höfische Porträt vom Erstgeborenen

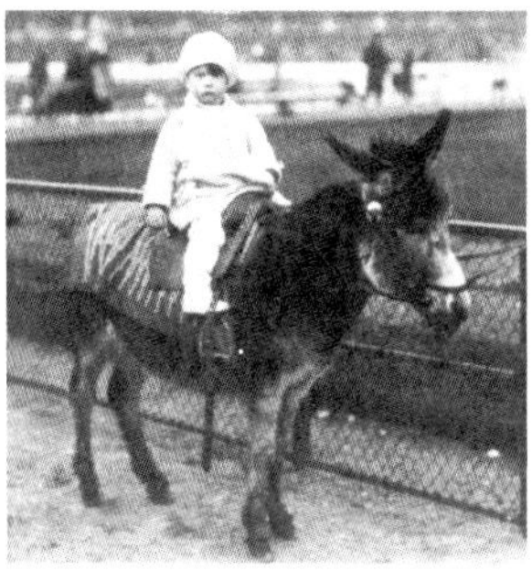

Paolo auf einem Esel 1923

Wir müssen einige Jahre warten, ehe der Künstler sein Söhnchen erstmals in einer anspruchsvollen Komposition porträtiert und mit individuellen Zügen versieht. Dieser Vorgang läßt an einen Initiationsritus denken. Es kommt einem offiziellen Akt gleich: Picasso malt seinen Erstgeborenen. Er stellt ihn allein vor, ohne Mutter. Ja, wir könnten sagen, daß sich in dieser Begegnung nun, auf den Kopf gestellt, das wiederholt, was sich fünfundzwanzig Jahre früher in Picassos Verhältnis zum eigenen Vater abgespielt hatte: die Inszenierung einer Scheu. Der Künstler richtet sich an großen Vorbildern aus. Man denkt an die berühmten Kinderporträts von Velázquez, an Rembrandts kleinen Titus am Schreibpult oder an Goyas *Don Manuel Osorio de Zuniga* (1788). Die eine oder andere Verkleidung, in die der kleine Paul gesteckt wird, zitiert das eigene Werk. Man könnte meinen, der Künstler spiele mit dem Sohn Rosa Periode. Rollenspiele zeigen den Jungen auf einem Esel reitend, als Harlekin, als Pierrot. Alle diese Bilder verzichten auf Bewegung und Turbulenz. Das darf nicht weiter verwundern, denn wir müssen bis in die Mitte der zwanziger Jahre warten, ehe Picasso die choreographierte kontrollierte Bewegung seiner Figurengruppen durch schärfere Rhythmen aufschrecken sollte.

In einem Fall greift Picasso zur Photographie. Auch das erste Porträt von Olga wurde nach einer Vorlage gemalt. Die Künstlichkeit der Körperhaltung, in die der Photograph das Modell gezwungen hatte, zieht ihn an. Das bewies schon der Blick auf *Die Erstkommunion* (Seite 48). Denn vergessen wir nicht, diese Atelierposen gehören weniger in den Bereich einer objektiven Schilderung der Realität als in die Nähe des Museums. Dem hat der Photograph die Anleitung für seine Arrangements entnommen. Der Maler betrachtet seinen Sohn in diesen schönen Bildern mit umgekehrtem Fernrohr, er rückt ihn in Distanz. Wir entdecken einen entzückenden kleinen Erwachsenen. Etwas von höfischer

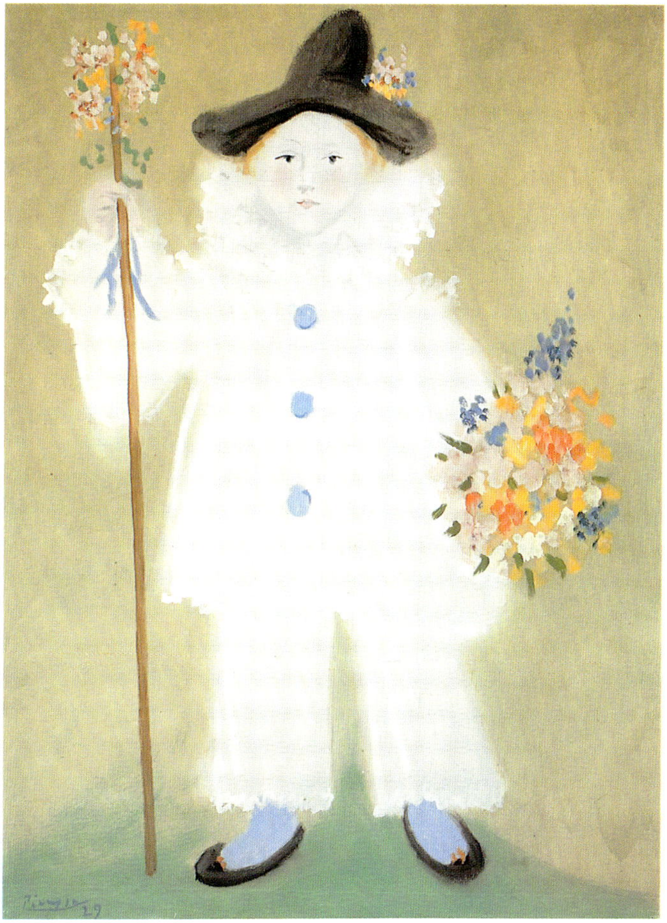

Paolo, der Sohn des Künstlers, als Pierrot 1929

Etikette verrät die Art und Weise, in der der kleine Paul stumm und gerade auf der Ecke eines Louis-quinze-Sessels thront. Übersehen wir nicht, daß Picasso seinen Sohn in diesem ›offiziellen‹ Bild für das Familienalbum auf dem Fauteuil plaziert, auf dem ihm schon 1917 die Mutter für ihr Porträt gesessen hatte. Diese unkindliche Präsentation, die auf Haltung achtet, hatte sicherlich mit dem sozialen Selbstverständnis Olgas zu tun. Die mondäne Tochter eines russischen Generals setzte alles daran, Picasso der Bohème zu entreißen. Die Geburt des Sohnes hatte ihn vollends von seiner früheren Umgebung isoliert. Viele Erinnerungen von Freunden, die nun mit dem neuen bourgeoisen Lebensstil der Familie Picasso Bekanntschaft machten, halten diesen Umschwung fest: »Als Picasso Vater wurde, stattete ihm Max einen Besuch ab. Beim Hinausgehen sagte er, daß er nicht mit der ihm von früher vertrauten Herzlichkeit empfangen worden sei, und er fügte hinzu: ›Das Baby hat ihm den Kopf verdreht.‹«[27]

Picasso scheint diese neue Situation passiv zu erleben. Der Rückzug in eine formelhafte Bildsprache dient ihm dazu, der Auseinandersetzung mit dieser neuen Realität zu entgehen. Davon war bereits die Rede. Anfangs hatte er in einer Reihe von Bildern das Verhältnis von Mutter zu Kind als Formel herangezogen. Er gibt diese Version des Mutterglücks in dem Augenblick auf, als sie auf konkrete Beobachtungen hätte eingehen müssen. Von dem Zeitpunkt an, da er seinen Sohn porträtiert, hält er ihn allein im Bilde fest.

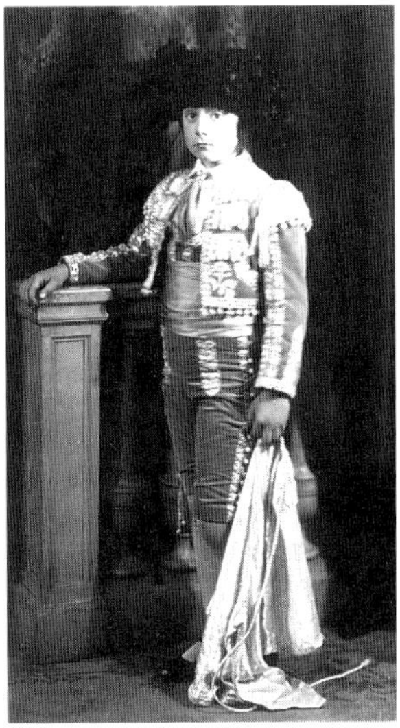

Paolo als Torero

Privates und Projektion in mythologische Ferne

Eine weitere Beobachtung drängt sich auf. Aus all diesen Bildern bleibt Picasso als Vater auf eine geradezu systematische Weise ausgeblendet. Die Dreiergruppen, von denen die Rede war, folgen mythologischen Vorbildern. In ihnen gibt es keine Porträtähnlichkeit. Diese Feststellung gilt für das gesamte Werk. Es gibt in dem umfangreichen Œuvre kein einziges Selbstporträt des Künstlers mit einem seiner Kinder. Man hat das Gefühl, als befänden sich Vater und Kinder auf verschiedenen Seiten des Spiegels. Die Ausnahme bilden einige getuschte Silhouetten, die in den fünfziger Jahren entstanden. Hier finden wir die Profile von Picasso, Françoise, Paloma und Claude. Aber als ungreifbare Schatten.[28]

Paolo verschwindet schnell wieder aus dem Werk. Kinder tauchen nun vorübergehend nur in mythologischen Gruppen auf, in Strandszenen. Wir müssen bis auf die späten dreißiger Jahre warten, um wieder porträthafte Darstellungen anzutreffen. Maja erscheint in zahlreichen Zeichnungen und in einer Reihe von Gemälden. Sie alle unterscheiden sich von den offiziellen Porträts, die Picasso von seinem Sohn Paul gegeben hatte. Genaue Beobachtungen von kindlichem Verhalten treten dabei mitunter in den Vordergrund. Aber auch aus diesem neuen Leben blendet sich Picasso aus. Er hinterläßt uns kein Familienbild. In einer Reihe weiterer Bilder und Zeichnungen – *Kind mit Schnuller unter dem Stuhl* (Seite 83) oder *Frau mit Katze und Kind* (Seite 82) – verschwinden individuelle Züge hinter einem spinnwebenartigen

Liniennetz. Nur verschlüsselt und idealisiert stellt er Marie-Thérèse, Maya und sich selbst dar. Die idyllischen Gouachen *Mann mit Maske, Frau und Kind in seiner Wiege* (Seite 70) führen in eine mythologische Ferne. Der junge bärtige Mann trägt die Hörner des Minotaurus. Das Kind schläft in einem Kinderwagen. Solche anachronistischen Elemente, die in diesen Zeichnungen auffallen, gehören zum poetischen, nachsurrealistischen Figurenstil der Zeit. Etwas Träumerisches, Irreales umgibt die Schauplätze. Auf sie können wir die Äußerung beziehen, die wir als Motto vorangestellt haben: »Auch wenn ich von weither komme, bin ich doch ein Kind und habe Lust zu essen und in salzigem Wasser zu schwimmen.« Picasso notierte den Satz wenige Monate, ehe ihm Marie-Thérèse Walter, im September 1935, seine Tochter Maya schenken sollte. Für den Hinweis auf vorgeburtliche Geborgenheit, auf ein sorgenfreies Schwimmen im Fruchtwasser, von dem hier die Rede ist, gibt es einen aktuellen, familiären Anlaß. Picasso brachte den Satz in einem Moment seines Lebens zu Papier, in dem er ganz offenkundig in eine seiner schwersten Krisen eingetreten war. Er fühlte sich von Olga bedroht und verfolgt. Die Rückkehr in den Mutterleib, die Identifikation mit dem Kind, das Marie-Thérèse Walter erwartete, beflügeln in einer Reihe von Prosatexten seine Phantasie. Die Kindheit mußte ihm als Verlockung eines nie besessenen Paradieses erscheinen.

Die toten Kinder. Guernica *und* Das Leichenhaus

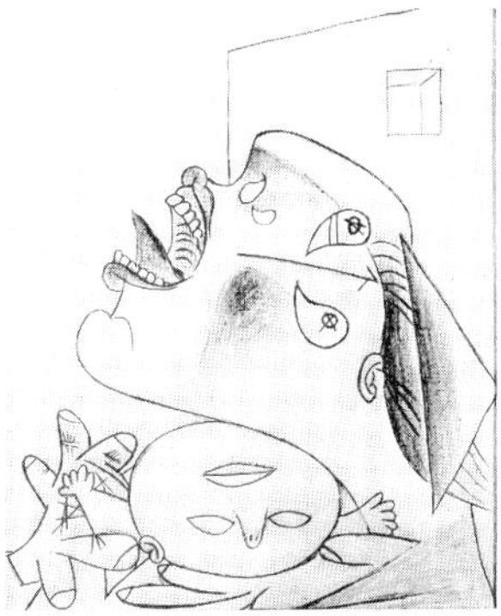

Studie zu Guernica 1937

In den späten dreißiger Jahren zieht Picasso die expressive Bildersprache heran, die er zuvor in *Guernica* zur Monumentalität gesteigert hatte. Die Anwesenheit eines Kindes in diesem Bild unterstreicht mit aller Deutlichkeit, daß Picasso dieses Sujet nicht auf idyllische Phasen und auf genrehafte Momente beschränkt. Der Gesamteindruck hält eine unerklärliche Bedrohung und ein panisches Entsetzen fest. Nur an wenigen aufrüttelnden Details präzisiert Picasso den Inhalt dieser verschlüsselten Anklage. Dazu gehören in erster Linie die weinenden Frauen, und dazu gehört – erstmals im Werk – das tote Kind. Er hat es in mehreren Variationen gezeichnet. Wie sehr dieses erschreckende Motiv, das auf Poussins *Bethlehemitischen Kindermord* und auf Eisensteins

Panzerkreuzer Potemkin anspielt, ihn beschäftigt, zeigt die Tatsache, daß der Künstler von nun in alle Arbeiten, die wir zu seinen Historienbildern rechnen dürfen, Kinder aufnimmt. *Guernica, Das Leichenhaus* (Seite 88), *Massaker in Korea* (Seite 75), *Krieg und Frieden, Der Raub der Sabinerinnen* (Seite 89) – nie fehlen vom Tod bedrohte und tote Kinder. Die Säuglinge, die den Müttern leblos in den Armen hängen, das tote Kind im *Leichenhaus* – das Unfaßbare wird auf lakonische Weise vorgeführt. Die Anklage stützt sich auf wenige erschütternde Hinweise: kleine leblose Fingerchen neben der großen verkrampften Hand der Mutter, ein Daumen, den das Kind noch im Tode im Munde behalten hat. Das, was den Kindern und den Frauen widerfährt, hält Picassos pessimistischen Blick auf die Welt am schärfsten fest. In diesem Sinne ist die Aussage dieser Bilder präzis und eindeutig.

Abgesehen von diesen Historienbildern bleiben Kinder in ihrer eigenen geschützten Welt, das gilt auch für die Zeit der Besetzung von Paris. Bei Kriegsausbruch, 1939, hat er sich nach Royan an die Atlantikküste geflüchtet. Auf diese Wochen lassen sich einige Totenköpfe und Stilleben von Tierschädeln datieren, die innerhalb des Werks einen Höhepunkt an Deformation bezeichnen. Auch zwei Bilder, die sitzende kleine Mädchen zeigen, und *Knabe mit Languste* (Seite 87) entstehen in diesen Wochen. Sie fallen aus dem Rahmen aller anderen Kinderdarstellungen im Werk. Der Grad der Entstellung übertrifft alles, was wir sonst kennen. Wie haben wir diese Transgression zu deuten? Denn es handelt sich ganz eindeutig um die Überschreitung einer Darstellungskonvention. *Knabe mit Languste* bringt wohl das rätselhafteste Auftreten eines Kindes im Œuvre überhaupt. Dieses herausfordernd-kecke Bild hat einen emblematischen Rahmen, der über die sachliche, durch den Aufenthalt am Meer begründete Zusammenstellung einzelner Elemente – Junge, Languste, Tintenfisch – hinausführt. Erinnern wir daran, 1934 malte Dalí ein berühmtes autobiographisches Kinderbild, *Gespenst der Libido*. Der ausführliche Kommentar dazu lautet: »Der kleine Dalí ist durch das gewaltige Gespenst des ewig Weiblichen zur beängstigenden Stunde, da sie sich badet, in Schrecken versetzt.« Dieser kleine Dalí trägt einen Matrosenanzug. Ganz offensichtlich kannte Picasso dieses Bild, denn mit der eigenen Version eines Jungen mit Schmetterlingsnetz, der eine Matrosenmütze trägt, scheint er wenige Jahre darauf zu antworten. Auf das Mützenband trug er groß die Inschrift ›Picasso‹ ein.

Rechts:
Mutter mit totem Kind auf Leiter.
Studie zu Guernica 1937

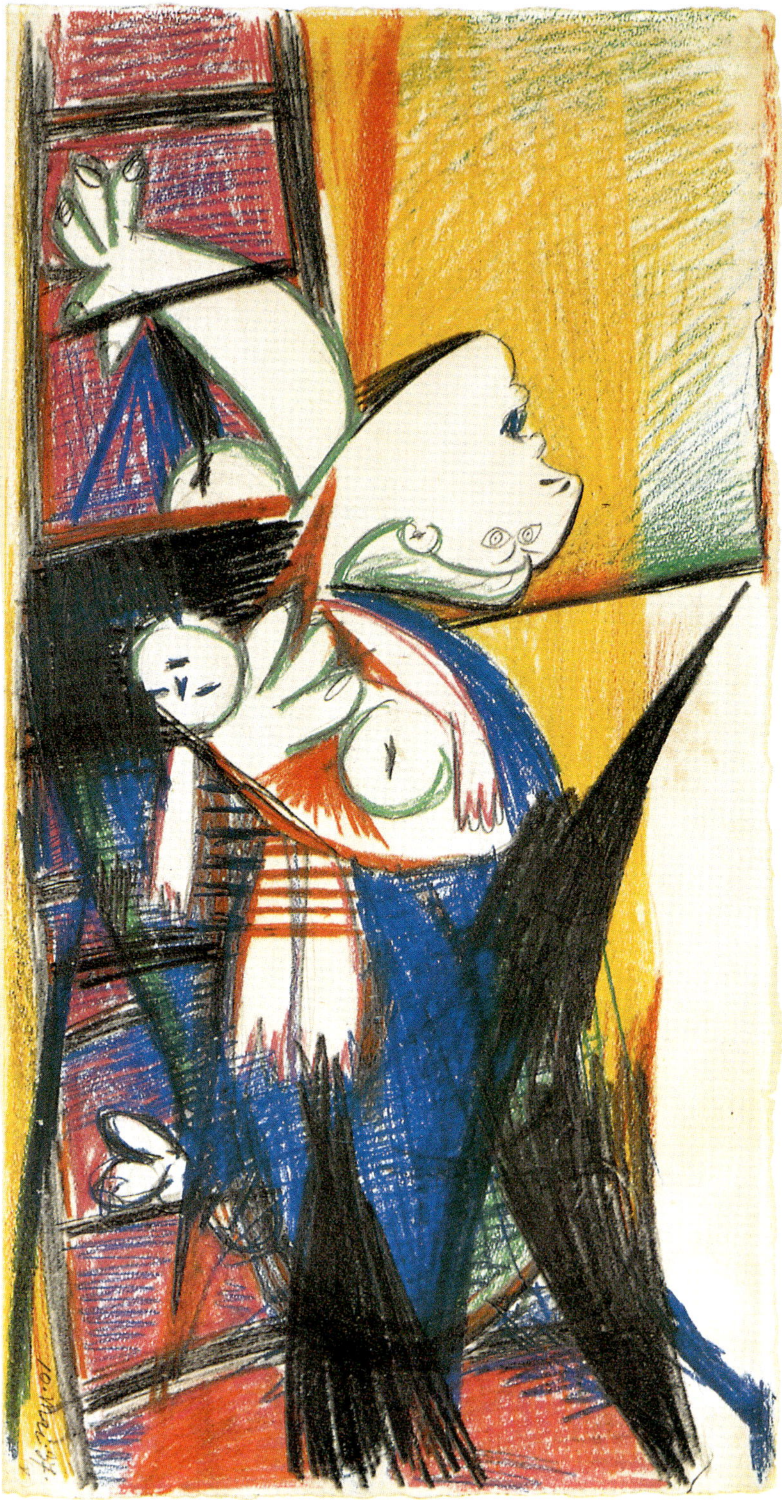

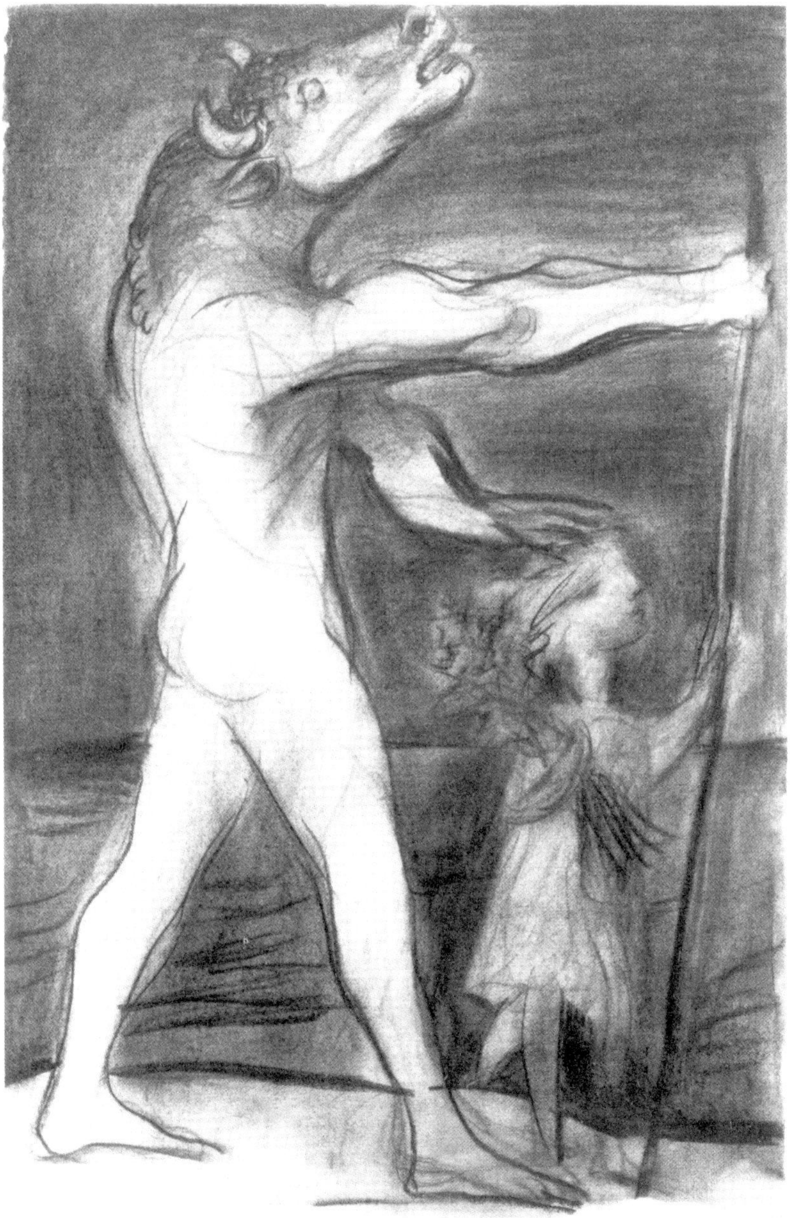

Blinder Minotaurus, von einem Mädchen geführt 1934

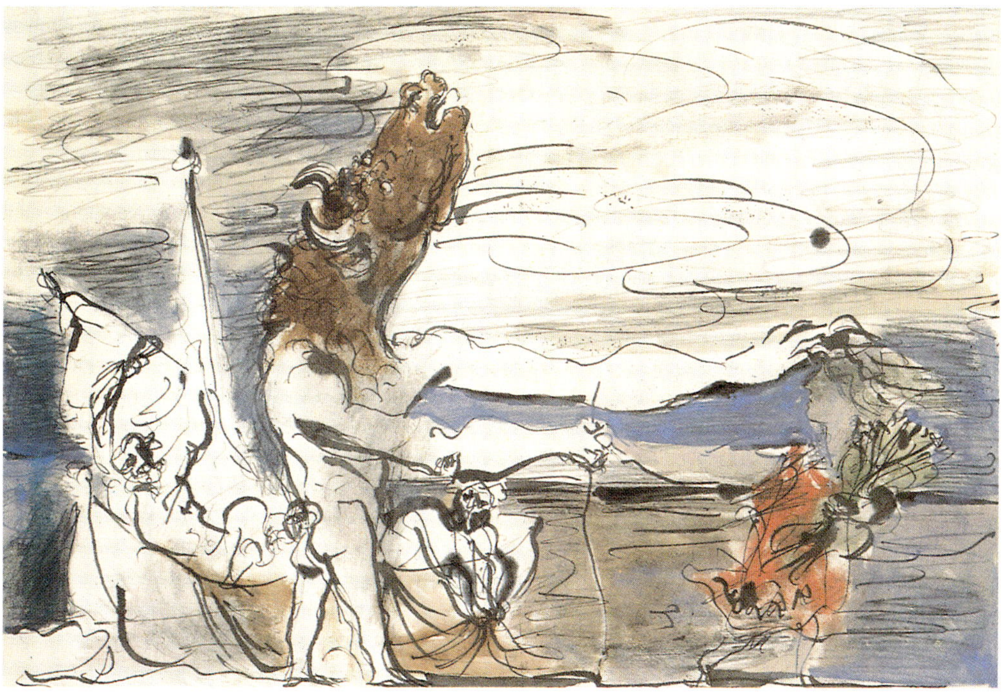

Der blinde Minotaurus, von einem Mädchen begleitet 1934

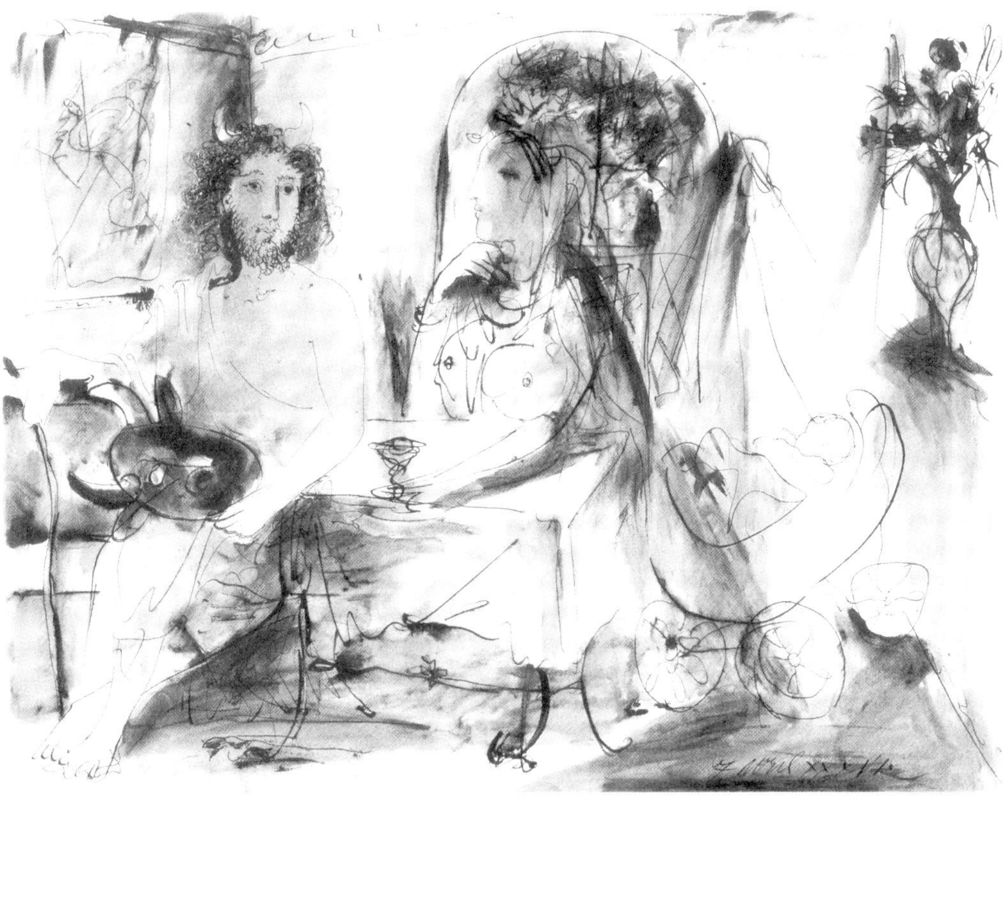

Mann mit Maske, Frau und Kind in seiner Wiege 1936

Rechts: Mann mit Maske, Frau mit Kind auf dem Arm 1936

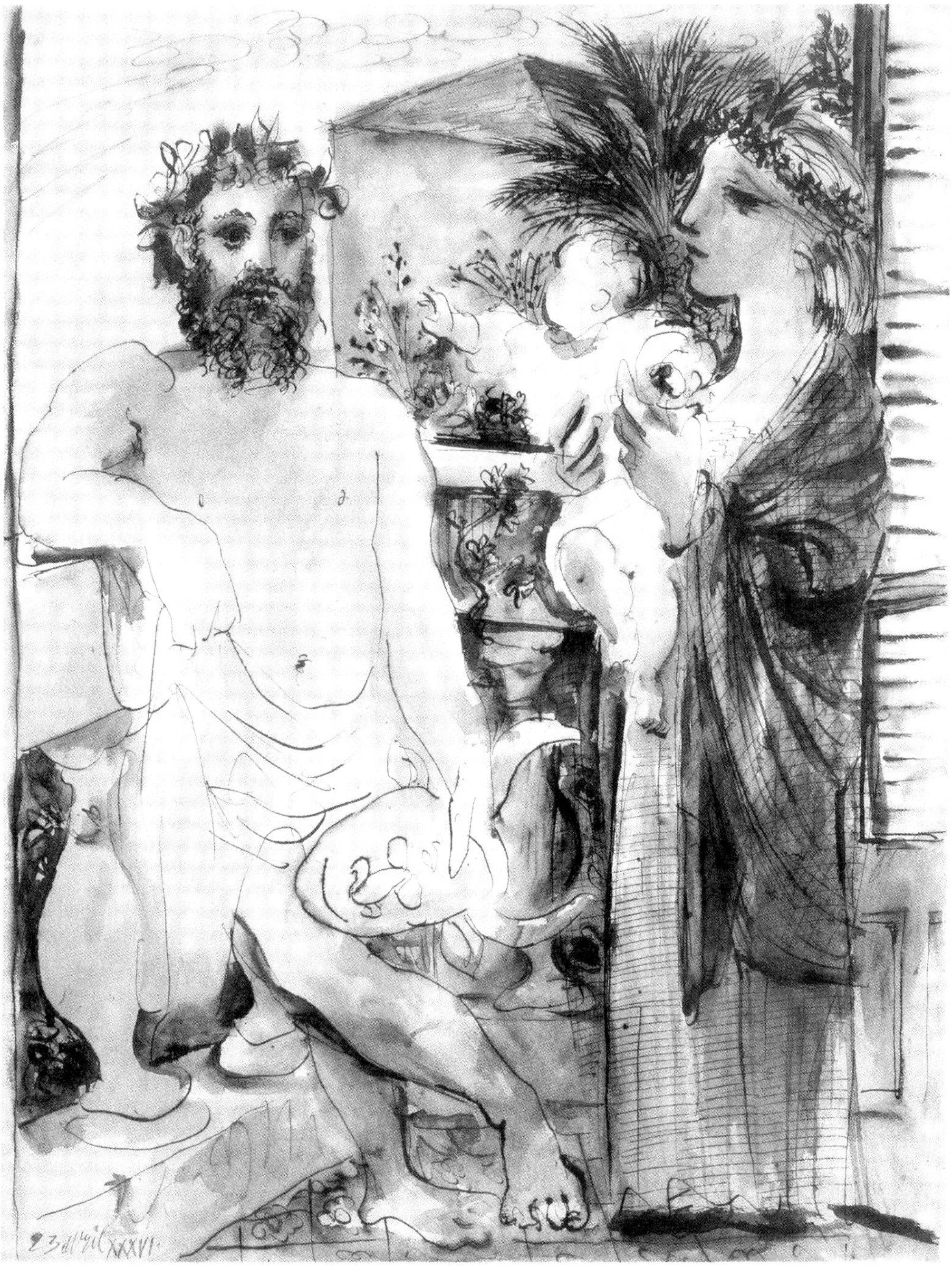
23 avril XXXVI.

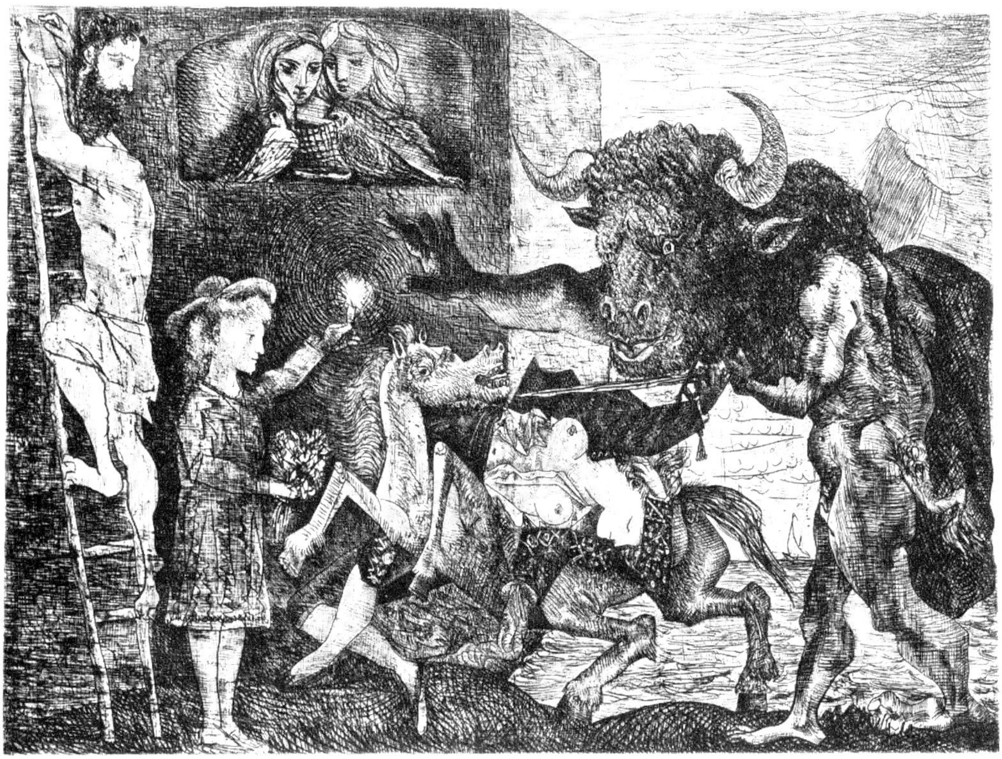

Minotauromachie 1935

Zwei kleine Jungen am Meer. Eine autobiographische Notiz antwortet auf die andere. Wir möchten nun folgern, daß Picasso diese Beschäftigung mit der verwirrenden Präsenz des kleinen Jungen am Meer weiterführt. Könnten wir nicht in dem Jungen, dessen Penis von Krake und Languste bedroht wird, eine Anspielung auf Dalís Kastrationsangst sehen, die dieser in so vielen Bildern zum Thema ausgerufen hatte? Dann wäre dieses erstaunliche Concetto einer psychoanalytischen Zwangsvorstellung das letzte Beispiel der Auseinandersetzung mit dem Surrealismus. Denn im übrigen waren, nach Fertigstellung von *Guernica*, alle Hinweise auf eine surrealistische Ikonographie aus Picassos Werk definitiv verschwunden.

In den Bildern, die in Royan entstanden, führt Picasso Kinder vor, deren hoher Grad an Deformation überrascht. Ein Vergleich mit mehreren Porträts von Maja mit Boot oder mit Puppe, die im Vorjahr entstanden waren, ist dafür erhellend. Sie unterstreichen den Unterschied der Auffassung. Die Gesichtszüge der kleinen Maja bleiben immer erkennbar. Es handelt sich ganz eindeutig um Porträts der Tochter. Kleider und Spielzeug, die ihr gehören, charakterisieren sie zusätzlich. Ausdruck von Augen und Mund verraten, auch wenn sie innerhalb des Gesichts leicht versetzt sind, einen friedlich-kindlichen Charakter. Die Ausdrucksvielfalt all dieser Kinderbilder können wir hier nicht im Detail diskutieren. Aber eine Anmerkung zu den stärker ›deformierten‹ Köpfen in den Bildern aus Royan erscheint notwendig. Grundsätzlich sind wir davon überzeugt, daß die überraschenden Verformungen keine psychologisch-negativen Aussagen enthalten. Wie schwierig es für Picasso war, in seiner extremen Darstellungsweise den Ausdruck von Negativem oder Bösem auszudrücken, habe ich an dem Radierzyklus *Traum und Lüge Francos* gezeigt.[29] Hier schuf Picasso, um Franco mit dem Bösen identifizieren zu können, eine Form, die sonst nicht ins Werk gehört, eine Francofratze. Dadurch, daß er deren Erscheinungsweise nie veränderte, sondern stereotyp einsetzte, fiel sie aus dem übrigen Werk heraus. Die leere Wiederholung gab ihr den Grad an Sterilität, der auf dem Hintergrund des reichen, sich ständig verändernden Werks eine Identifikation mit dem Bösen und Gemeinen erlaubte. Ein Blick auf die überraschend ›deformierten‹ Kinderbilder beweist, daß wir es – innerhalb der Darstellungskonventionen von Picasso – mit positiven Bildern zu tun haben. Das Gesicht von *Kind auf einem Stuhl* (Seite 79) deutet, im Unterschied zu vielen anderen,

Rechts:
Massaker in Korea 1951

sogar unbestreitbar ein Lächeln an. Die herausfordernde, etwas aufmüpfige Haltung trägt zweifellos kindliche Züge. Deshalb widersprechen wir einer Interpretation, die in diesen ›deformierten‹ Kinderbildern eine abstoßende Inhaltlichkeit und eine Allegorisierung der Kriegszeit entdecken möchte.

Für die Zeitgenossen war diese Art von Veränderung des Körpers, die frei mit organischen Elementen spielte, inakzeptabel. Sie entdeckten in den Bildern der späten dreißiger Jahre nichts als Fratzen, Schweinenasen und Teufelsgesichter. Diese Gesichter wurden auch im nachhinein oft nur deshalb toleriert, weil man in ihnen Picassos symbolische Antwort auf Krieg und Zerstörung entdecken wollte. Die Aufnahme des Werks fiel nicht zuletzt deshalb so negativ aus, weil nur hin und wieder einzelne Arbeiten bekannt wurden. Deshalb mußte sich das, was in erster Linie Stil war, ausschließlich als Inhalt behaupten. Man konnte sich keine Vorstellung davon machen, daß diese Deformation als durchgehendes Prinzip das Werk beherrschte und sich dadurch als Ausdruck letztlich neutralisierte.

Studie zu Guernica 1937

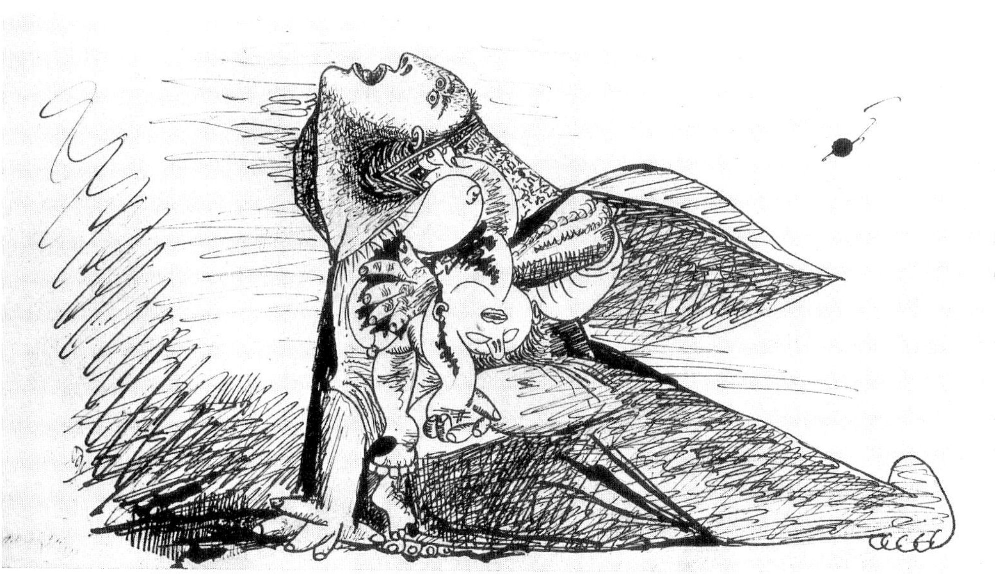

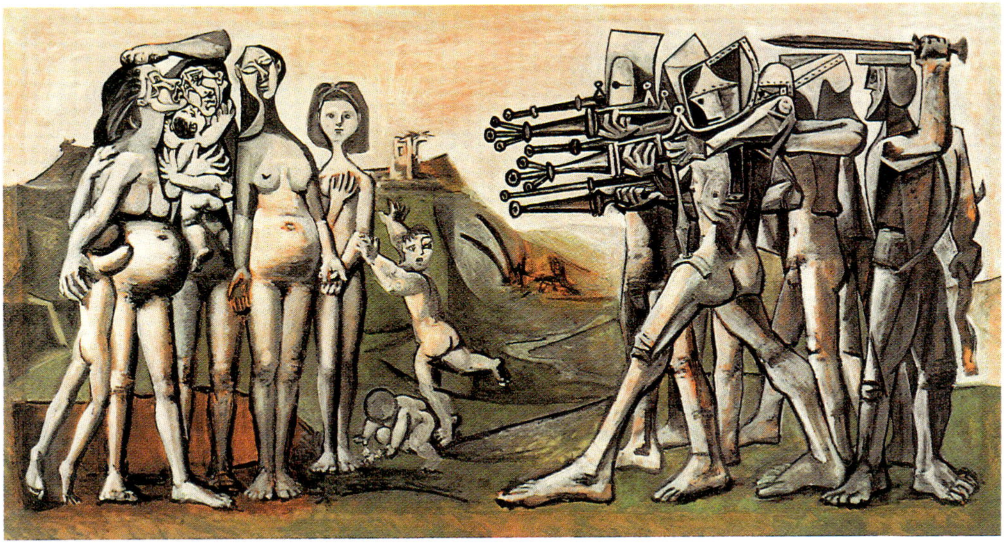

Grenzen der Darstellbarkeit

Wir haben auf einige Bilder hingewiesen, die in Royan gemalt wurden. Es waren verhältnismäßig extreme Darstellungen, doch ausnahmslos von Kindern, die nicht zur Familie Picasso gehörten. Die eigenen Kinder, die im Werk erscheinen, fordern zu einer Reihe von Fragen heraus. Wie verträgt sich ein so zartes, verletzliches Sujet mit den vehementen stilistischen Vorgaben Picassos? Die radikalen formalen Stilentwürfe der dreißiger Jahre scheinen der Wiedergabe von Kindern, die dem Maler nahestehen, nicht angemessen zu sein. Stellt Picasso dieses Thema wie jedes andere dar oder findet er eigene Modi? Diese Fragen sind bisher nicht gestellt worden. Es geht dabei um nicht mehr und nicht weniger als um die Verträglichkeit von Motiv und Selbstausdruck des Stils. Wie sehr Picasso die Probleme beachtete, die die Übereinstimmung von Thema und Stil betreffen, zeigt die Beobachtung, daß der Kubismus anfänglich nicht als Bildsprache für das Thema ›Kind‹ herangezogen wurde. Picasso hat sich nicht allein von früh an mit dem pittoresken Motiv Kind beschäftigt, sondern das Kind wird, wo es auftaucht, selbst ikonisch. Es sagt etwas aus über Picassos ästhetische Konfession. Und an der Art und Weise, wie Picasso das Kind selbst präsentiert, können wir ablesen, welchen expressiven Eigenwert er dem Stil zumißt, zu dem er greift. Nur jetzt, da wir einen Blick auf eine Reihe von Arbeiten und Stilen geworfen haben, wird die Bedeutung dieses Gesichtspunkts verständlich. Hier können wir einhaken: In den Kinderbildern klingen die eigenen avantgardistischen Positionen meist ›con sordino‹ an. Die extremen Verschlüsselungen wie auch die extremen Zerstückelungen, denen Fleisch und Objekte in der Bildwelt Picassos zum Opfer fallen, machen vor der ›Welt der Kinder‹ halt. So gesehen sind die erwähnten extremen Beispiele aufschlußreich, auch wenn sie quantitativ nicht ins Gewicht fallen. Picasso beläßt es bei diesem Experiment. Was er hier realisiert, wird nicht als Darstellungskonvention für andere Kinderbilder herangezogen. In dieser Zurückhaltung unterscheidet sich die Behandlung des Motivs von dem anderer Motive im Werk. Die tumultuarischen Formkonjugationen, mit denen sich der Maler und Zeichner in seinen Bildserien und Skizzenbüchern an ein Gesicht oder an einen Frauenkörper macht, fallen bei der Wiedergabe von Kindern weitaus gemäßigter aus. Die Zellwucherungen, die Körper und Gesicht biomorph verformen, fehlen. Das liegt nicht nur daran, daß hier einige der wichtigsten Varianten des Themas ausfallen. Weisen wir von vornherein auf ein Tabu hin: Picasso stellt keine Halbwüchsigen dar. Anzügliche Akte à la Balthus oder Bellmer, alle Lolita-Erotik fehlen bei ihm. Aber es sind nun gerade die weiblichen Akte, die in seinem Werk von einem formalen Rausch erfaßt sind. Es sind libidinöse Themen, die ihn herausfordern. Im Prozeß der Variation, dem Picasso seine übrigen Motive unterwirft, erfahren diese in der Regel eine formale Bearbeitung, die zu einem Kulminationspunkt führt, an dem eindeutig der Sprung zum Destruktiven einsetzt. Hier gewinnt die formale Variation plötzlich eine andere Qualität, sie führt zu einer Art ästhetischer Affekthandlung, die wir nicht weiter nur mit formalen Begründungen versehen können. Immer wieder gelangt der Künstler an einen Punkt höchster formal-inhaltlicher Überreizung. In diesen sich steigernden, haarscharf Variation neben Variation setzenden Etüden gibt sich Picasso nicht damit zufrieden, verschiedene Aspekte seines Modells zu erfassen: in der Variation geht er über die mehrperspektivische Wiedergabe des Motivs hinaus.

Wir bemerken jedoch, daß die Wiedergabe des Kindes vor dem Zugriff dieses folgenreichsten und fruchtbarsten Arbeitsmittel Picassos, der Variation, weitgehend bewahrt bleibt. Porträts von Kindern sind Einzelbilder. Das heißt, das porträthafte Erfassen steht im Vordergrund der Arbeitsweise. Das hat unüberseh-

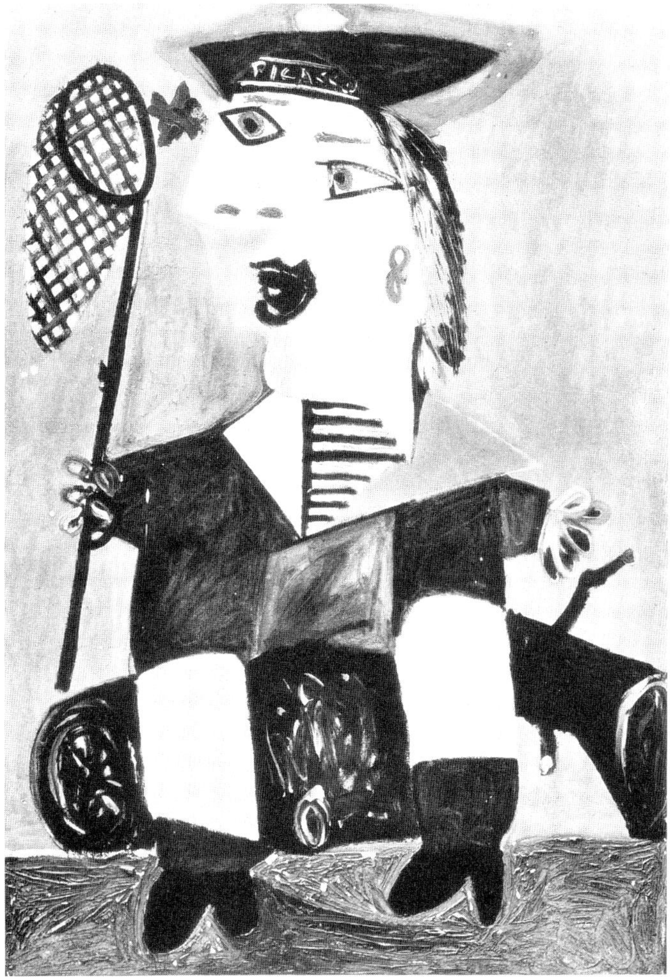

Der Schmetterlingsfänger 1938

bare Konsequenzen für die Bilder, von denen hier die Rede ist. Dadurch, daß er das Kind erkennbar wiedergibt, nimmt er es vor den eigenen formalen Exzessen in Schutz. Die Ausnahme von der Regel zeigt dies: In seltenen Fällen nimmt Picasso in seinen Zeichnungsheften ein Kind zum Anlaß einer Variationenfolge. Auch die wenigen Suiten, in denen er dem Motiv eine kontinuierliche, von Skizze zu Skizze führende Aufmerksamkeit zuwendet, unterstreichen den Unterschied. Er behandelt sein Thema anders. So präsentiert er zwar in einer Reihe von Bleistiftzeichnungen immer andere Versionen seiner kleinen Tochter Maya, aber er berührt oder steigert dabei nie die Realitätsstufe, für die er sich anfangs entschieden hat. Es handelt sich dabei ausschließlich um eine Realitätsstufe, die den Kanon des hübschen, gefälligen Kinderbildes nicht antastet. Diese Selbstbeschränkung ist im nachkubistischen Werk Picassos geradezu exzeptionell. Die Hinwendung zu bestimmten, ihm nahestehenden Kindern wird auf diese Weise gegen die radikale Deformation, die wir in zeitgleichen Arbeiten antreffen, imprägniert. Picasso nimmt darauf Rücksicht. Denn an den Tagen, da er die beiden fremden Kinder malt, zeichnet er auch Porträts von seiner Tochter Maya. Dazu zieht er einen klassischen Stil heran, der die Züge des kleinen Mädchens ungebrochen hervortreten läßt. Diese Zurückhaltung, die ihm der Gegenstand selbst diktiert, spüren wir auch noch in den Skizzen, die er in späten Jahren von seinem Enkel Bernard macht. Den expressiven, ungefälligen Ausdruck des Neugeborenen unterstreicht er zwar sofort in der ersten Zeichnung. Aber in den Variationen, die sich dem ersten Entwurf anschließen, verstärkt, übersteigert er das antiharmonische Mienenspiel keineswegs. Er scheint bewußt und unbewußt einer sozialen, moralischen und ästhetischen Kontrolle zu unterliegen. Auch hier stoßen wir wieder auf die Hemmschwelle, die er gegenüber dem Motiv ›eigenes Kind‹ oder ›bestimmtes Kind‹ aufgerichtet hat. Die Inhalte bleiben für den Formexzeß weitgehend tabu.

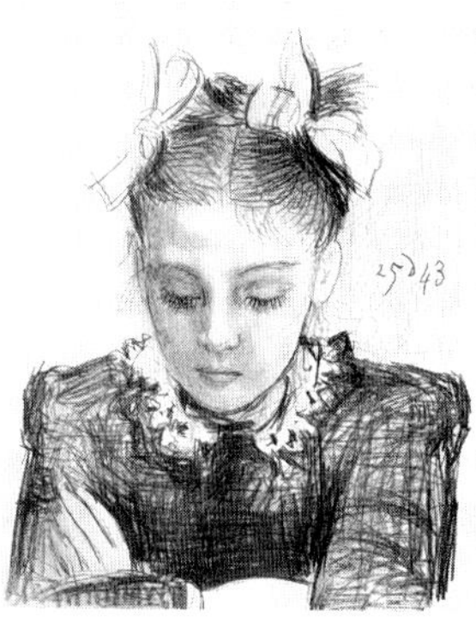

Die Tochter des Künstlers 1943

Fassen wir diese Beobachtung zusammen. Zwar wäre es sicher verwegen, im Zusammenhang mit dieser Zurückhaltung von Inzestscheu zu reden, aber wir können wohl, um diese Befangenheit gegenüber der radikalen Formverletzung zu deuten, ein ästhetisches Äquivalent für den Freudschen Mechanismus vorschlagen und von einer Deformationsscheu sprechen, die sich im Umgang mit dem Thema feststellen läßt. Wenn man dieses Gesetz akzeptiert, kann man sagen, daß diesen Bildern, die Kinder zeigen, im Aufbau des Gesamtwerks eine bedeutende Rolle zukommt. Und dies, weil sie dank ihrer besonderen Inhaltlichkeit dem Formzertrümmerer Zurückhaltung auferlegen. Das Kind, dem sich Picasso auf unübersehbar ernste Weise zuwendet, fungiert im Werk als Instanz. Im wunderbaren Bild vom ›blinden Minotaurus‹, der sich vom Kind geleiten läßt, erreicht dieser Exorzismus des Triebhaften und Wilden einen unvergeßlichen Ausdruck (Seite 68).

Rechts:
Kind auf einem Stuhl 1939

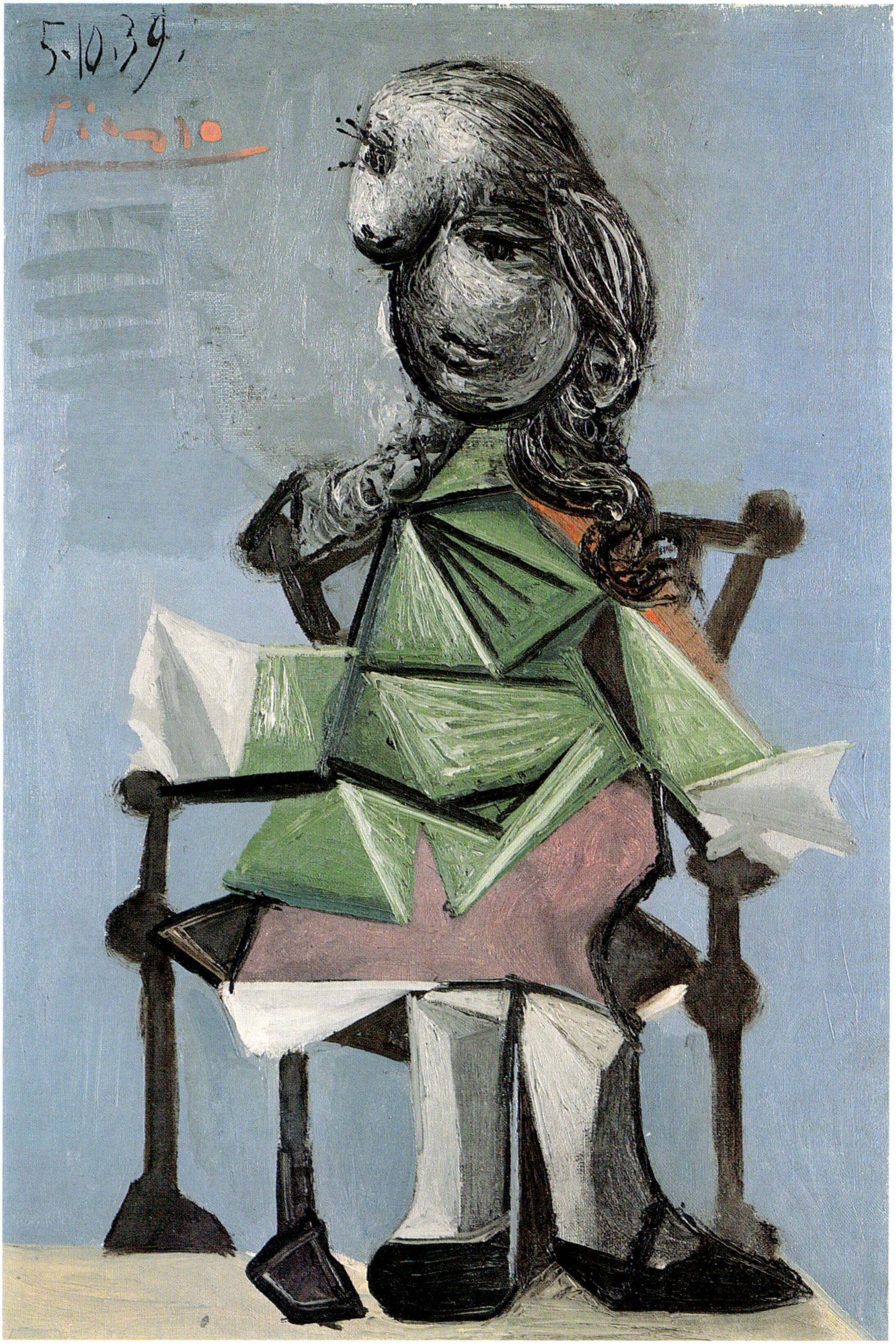
5.10.39.
Picasso

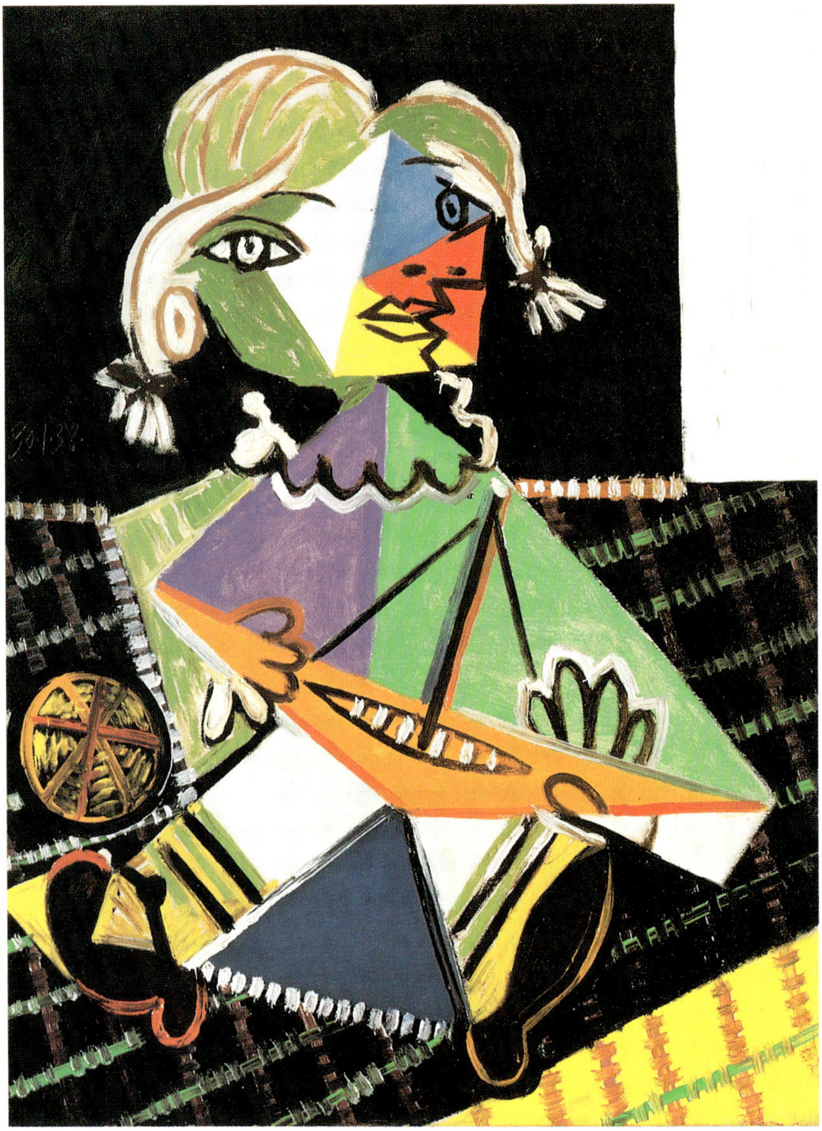

Maya mit Boot 1938

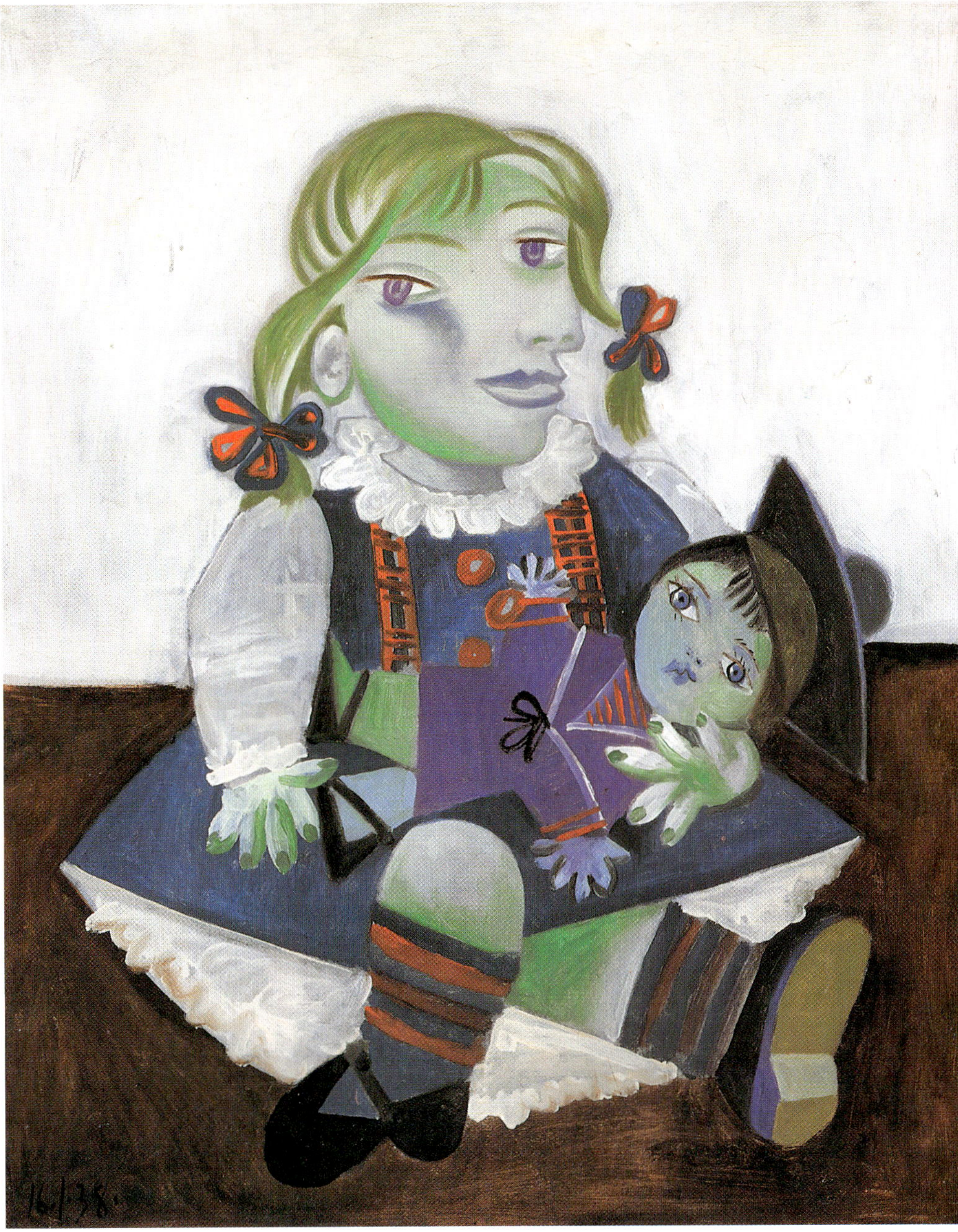

Maya mit Puppe 1938

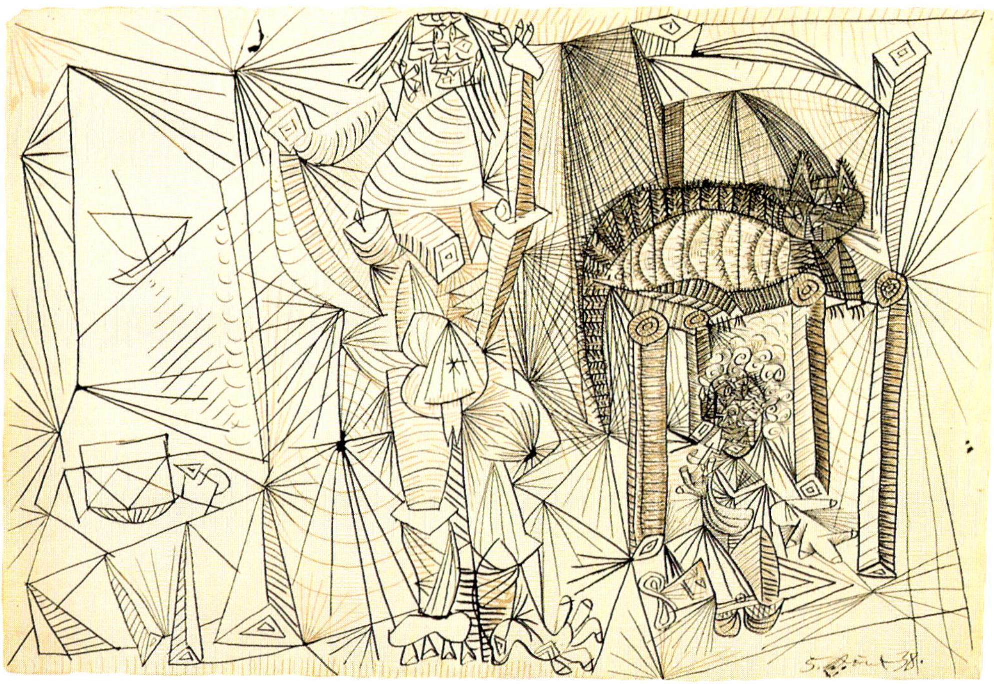

Frau mit Katze und Kind 1938

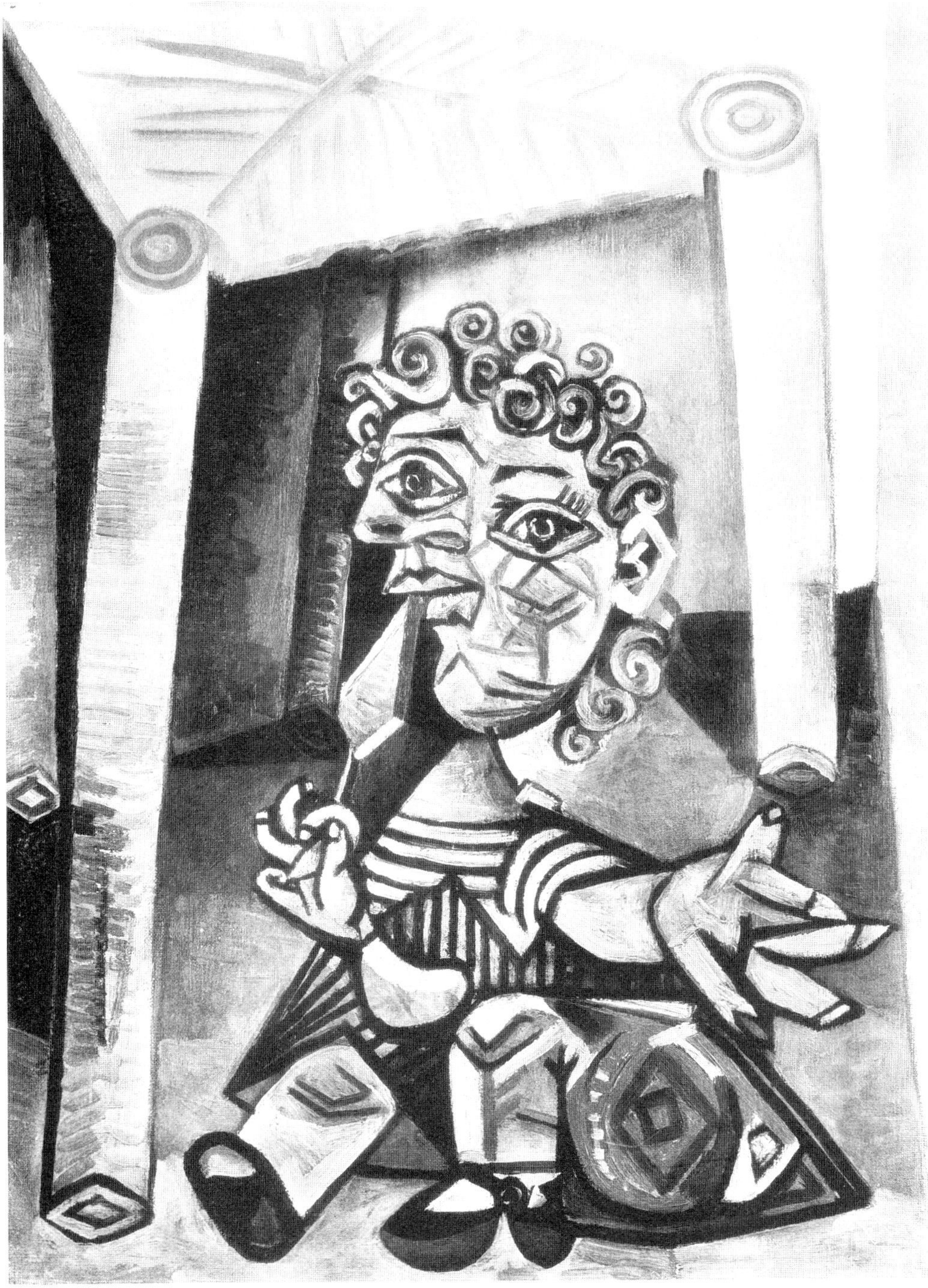

Kind mit Schnuller unter dem Stuhl 1938

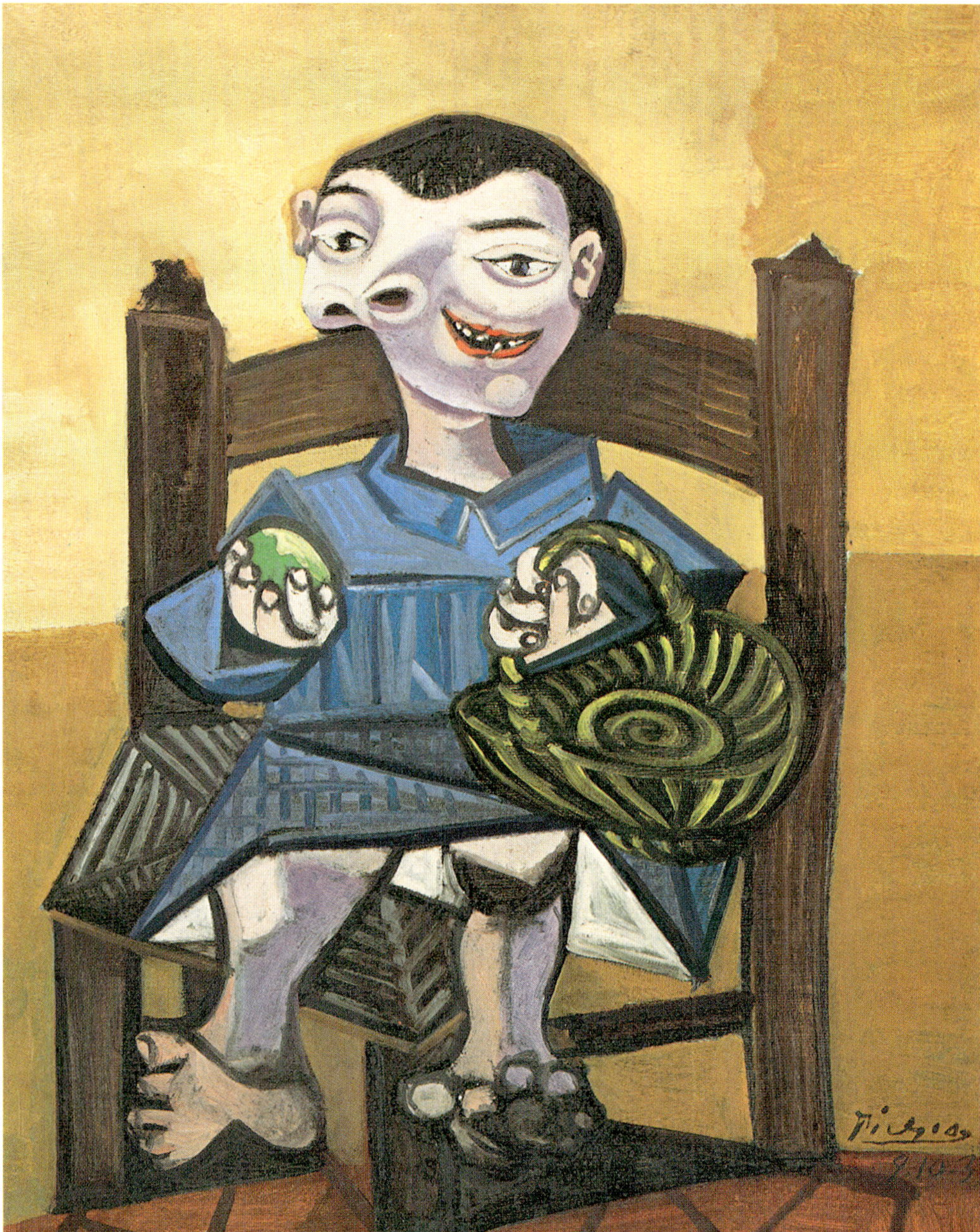

Sitzendes Kind 1939

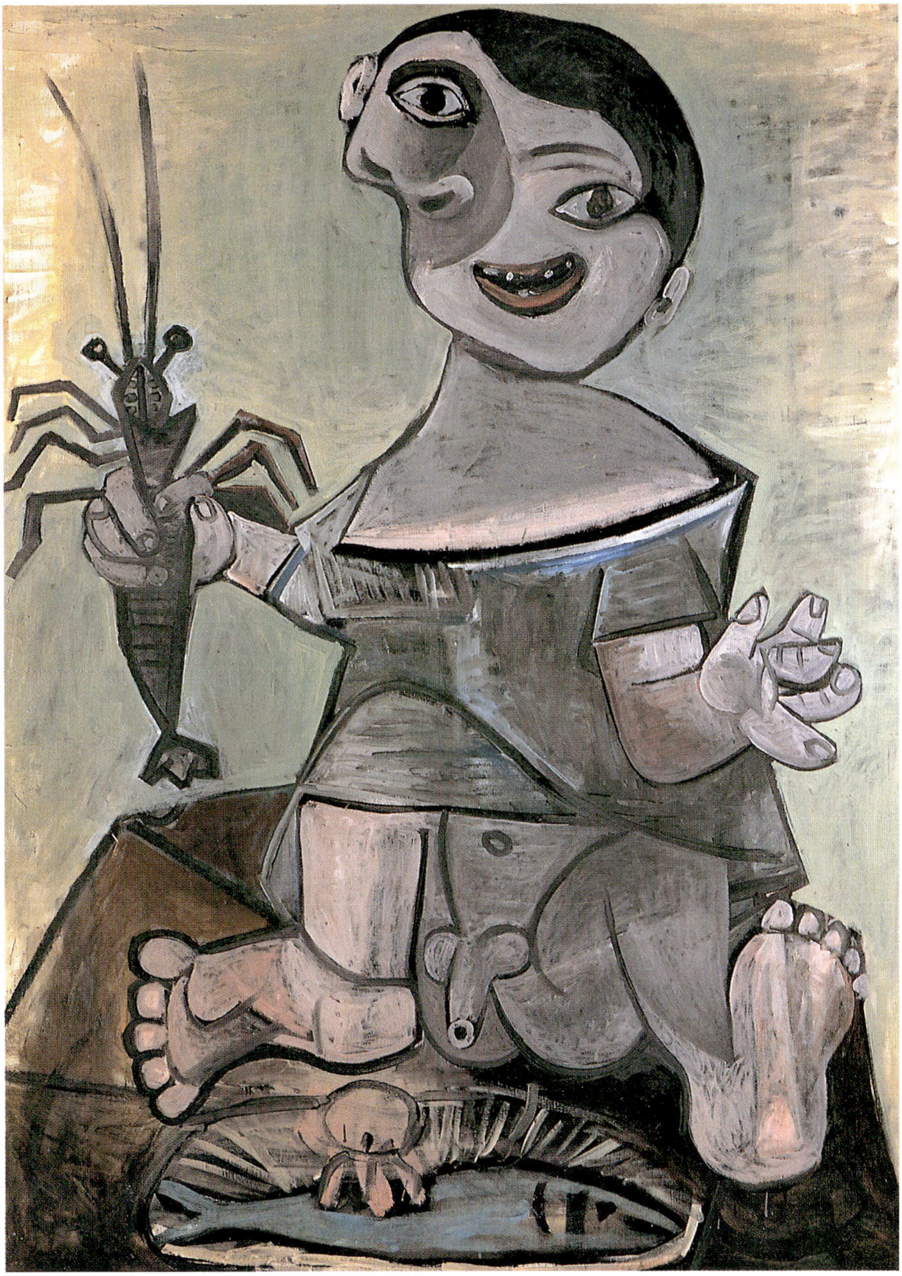

Knabe mit Languste 1941

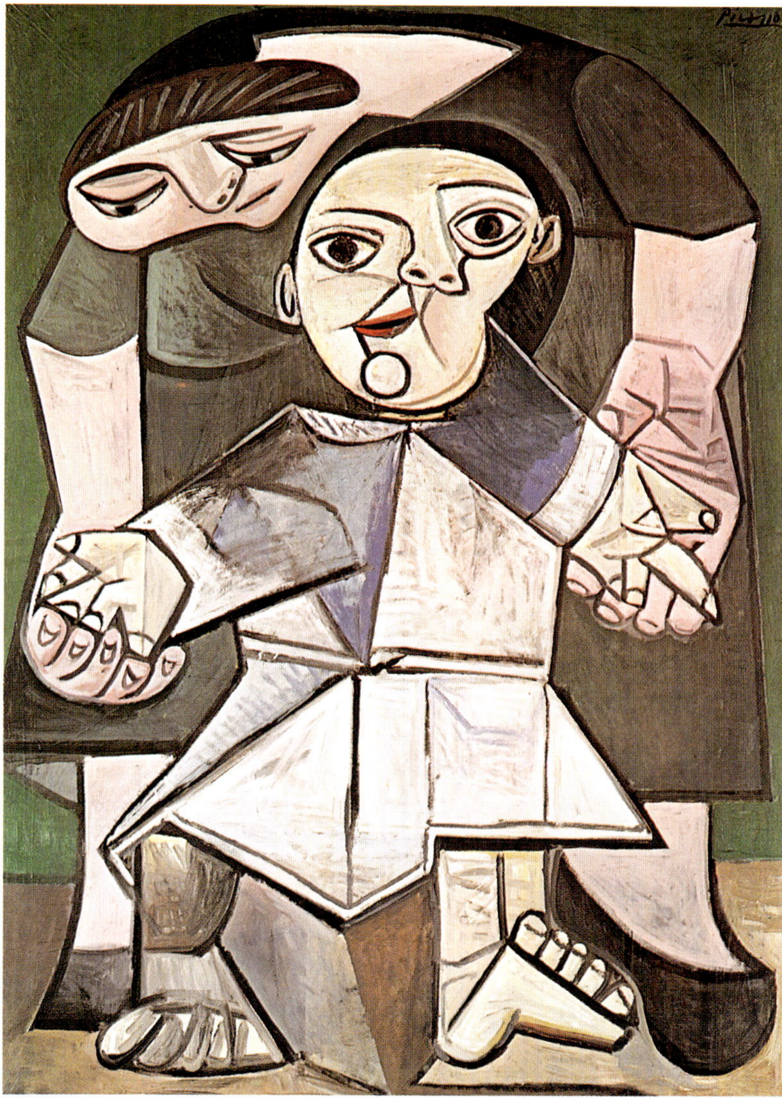

Erste Schritte 1943

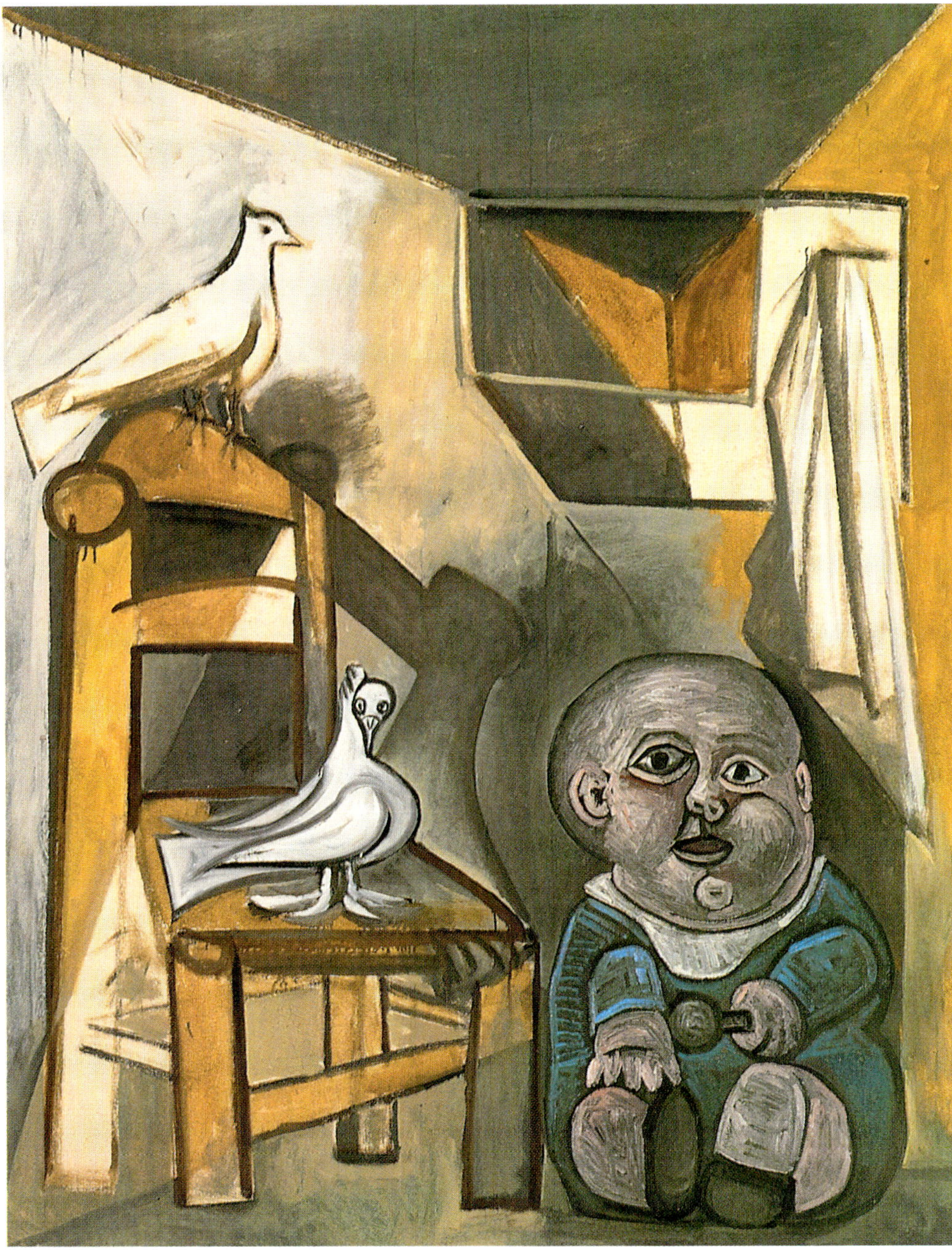

Kind mit Tauben 1943

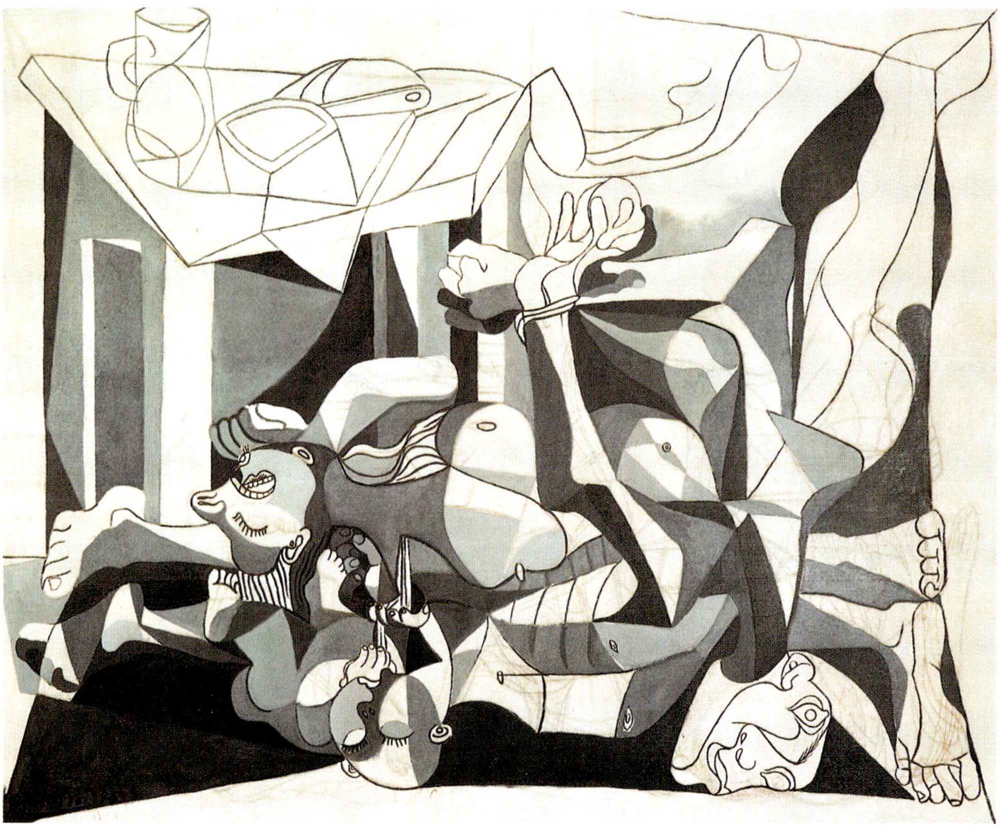

Das Leichenhaus 1943

Rechts: Der Raub der Sabinerinnen 1963

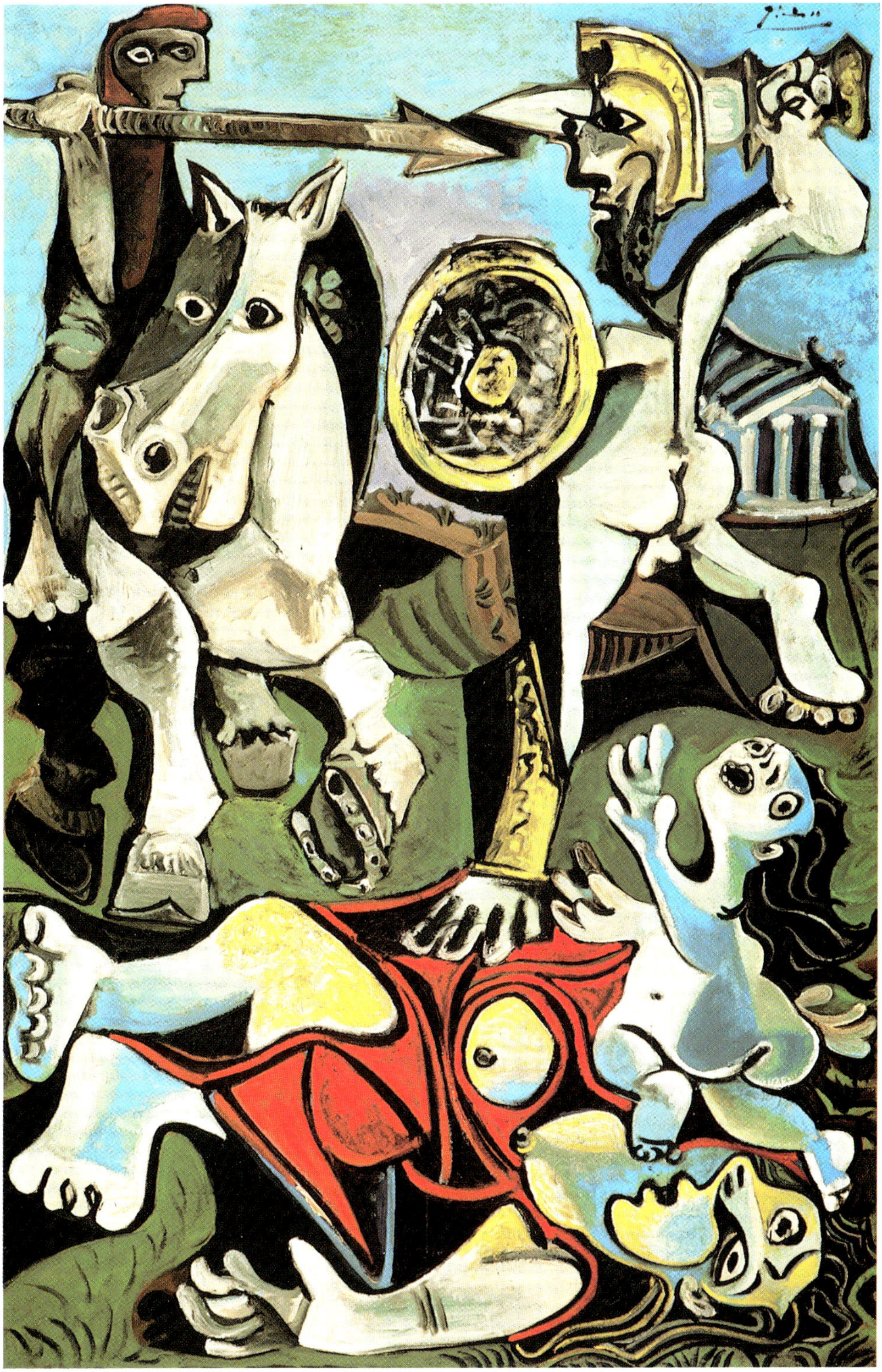

Der erste Schritt

Die vielen Zeichnungen und die Bilder, die der kleinen Maya gewidmet sind, führen einen auffälligen Wechsel im Klima vor. Die Stilisierung geht zurück und macht einer Fülle an Details Platz, die kindliches Verhalten widerspiegeln. Mehr und mehr interessiert sich Picasso für kindliche Körperlichkeit und kindliches Gestenspiel. In seinen Texten gibt er Hinweise darauf. So lesen wir Ende 1935 und Anfang 1936 über Maya: »die Tränen einer kleinen Mädchen-Muschel«, »die Wiege der erstaunten Augen«.[30] Das führt zu einer einschneidenden Veränderung des Motivs. Erzählerische Elemente, eine exploratorische Genauigkeit treten auf. Dazu gehören Blätter wie *Kleines Mädchen mit Kinderfrau*. Waren die Kinder der Blauen und Rosa Periode oft nur Versatzstücke in der Welt der Erwachsenen, blieb das Auftreten Pauls im Erwartungshorizont einer bürgerlichen Familie, so wendet sich Picasso jetzt mit Vorliebe der Gebärdensprache und der Vorstellungswelt von unbeobachteten Kindern zu. Er verlagert den Blick ins Innere. Wir haben es folglich nicht weiter mit verniedlichenden Genrebildern zu tun, die einen idyllischen Zustand vorzutäuschen suchen. Die klassizistischen Familienszenen, die mythologische Verkleidung von Kindern in Genien, die sich seit den zwanziger Jahren häuften, verschwinden nun. Den Wechsel unterstreicht ein Zitat, das die Bilder der späten dreißiger Jahre kommentieren kann: »die Zähne bedeckt mit Orangenflaum, grübelnd im Zahnfleisch des Matrosenanzugs des Kindes, das auf dem Tischrücken kniet, brennend entlang den Seiten ...«[31] Solchen Äußerungen begegnen wir damals auf Schritt und Tritt.

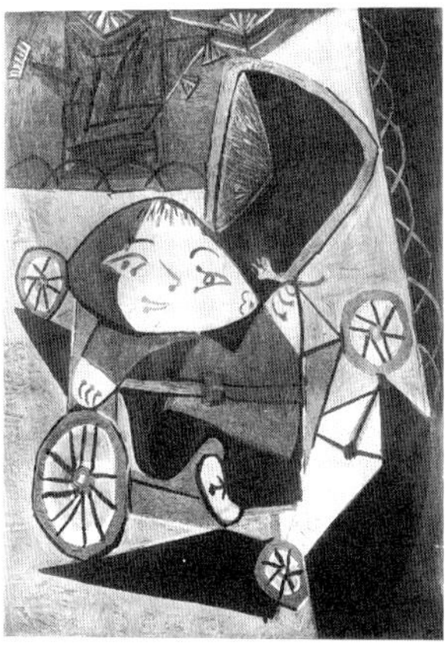

Claude in seinem kleinen Auto
1949

Die Hinwendung zum präzisen Ausdruck erscheint inmitten des oft rabiaten und autonomen Wachstums von Formen. Etwas Wildes und Nichtdomptierbares tritt zutage. Auch dazu läßt sich aus den Texten Picassos – sie sind für die Beschäftigung mit den Werken der späten dreißiger und der vierziger Jahre noch so gut wie ungenutzt – eine Reihe von Belegen nennen. Viele Formulierungen, die uns aufmerken lassen, dämonisieren die reizende Kinderwelt und zerstören den heiteren Schein, der sie umgibt. Ein Kult der Grausamkeit tritt auch in Picassos zweitem Theaterstück, *Les quatre petites filles* (*Die vier kleinen Mädchen*), auf die Bühne. Eines der vier Mädchen fordert die Mitgespielinnen zum Spiel auf: »Laßt uns mit den Fingernägeln alle Rosen öffnen und ihren Duft ausbluten auf den Falten des Feuers der Spiele unserer

Lieder und unserer gelben, blauen und purpurroten Schürzen. Laßt uns spielen, bis wir uns wehtun, und umarmen wir uns mit Wut und schrecklichen Schreien.«[32] Kein Zweifel, diese Aufforderung, die Harmonie aufzusprengen, ist auch ein Aufruf an Picasso, seinen Stil mit all dem Spitzen und Ungereimten aufzuladen, das er hier kennenlernt. Dabei treten die Antinomien des Sujets in aller Deutlichkeit hervor. Junge, hübsche Formen und erbarmungsloser, radikaler Lebenswillen stoßen zusammen.

Generell können wir festhalten, daß sich nun mehr und mehr ein zeitgemäßerer Blick auf die Kindheit in den Vordergrund drängt. An die Stelle des Hofstaates, an die Stelle der Etikette, die die früheren Versionen des Themas zu wunderbaren Ikonen der Kindheit einfrieren ließen, tritt ein Gebaren, das eher an das Treiben in einer Montessori-Schule oder in Summerhill denken läßt. Etwas davon klingt auch in den Variationen über *Las Meninas* an, die Picasso in den späten fünfziger Jahren gibt, zu einer Zeit, da

Mutterschaft (Vert-Galant Park) 1944

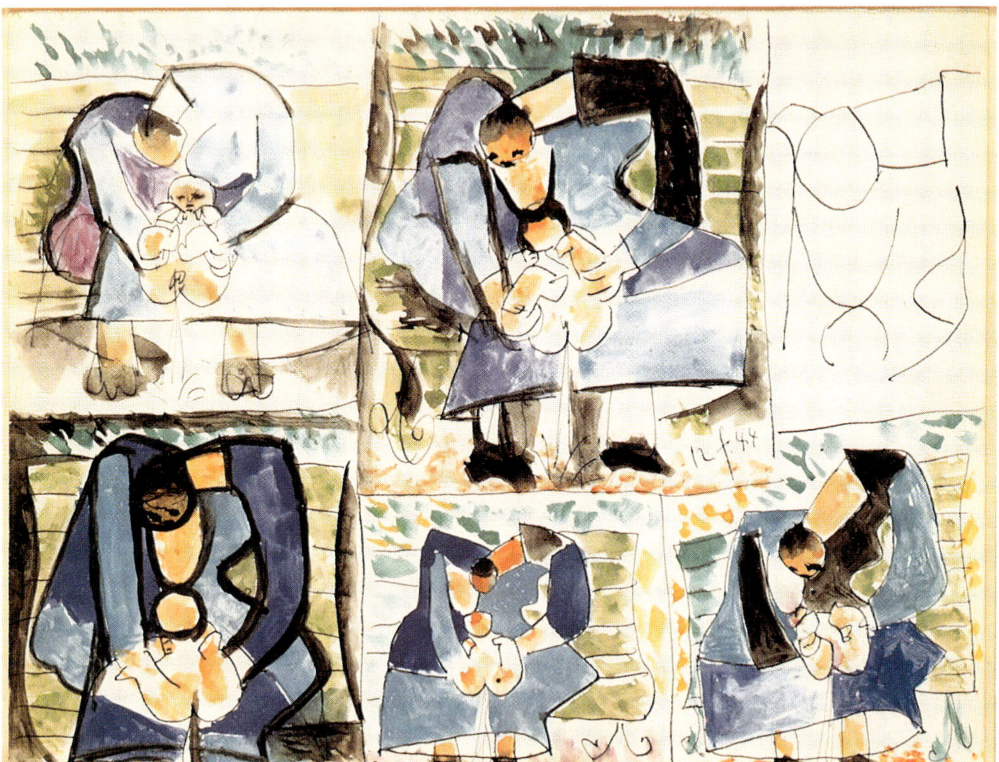

die eigenen Kinder nicht mehr bei ihm ein- und ausgehen (Seite 114 f.). Die ›Modernisierung‹ der Infantin geht so weit, daß sie in einer letzten Paraphrase als Klavier spielendes modernes kleines Mädchen auftritt. Kein Drill, nichts Wohlerzogenes ist zu spüren. Claude, Paloma kriechen auf allen Vieren auf dem Boden herum. Antiautoritär geht es in den Bildern zu, die Picasso seinen jüngsten Kindern widmet. Die Darstellungen werden dynamischer. Die Gegenstände und die zeichnerisch-malerischen Mittel unterstreichen es: Das Klima hat sich geändert. Manches läßt sich auf die biographischen Umstände zurückführen. Die Szenen halten nicht den Alltag der Familie fest – es sind Bilder glücklicher Ausnahmesituationen. Denn die Kinder verbringen bald nur noch – und dies auch nur noch für kurze Zeit – die Ferien und freien Tage mit ihrem Vater.

Die Bilder, die Mutter und Kinder zeigen, sind aufschlußreich für die Definition der Eigenwelt der Kinder. Es fehlen Hinweise auf einen affektiven Überschwang und auf eine innige Beziehung. Picasso zeigt getrennte Welten. Etwas von der Einsamkeit,

Die Frühstückenden 1961
Badende 1961
Die Frühstückenden 1961
Die Frühstückenden 1961

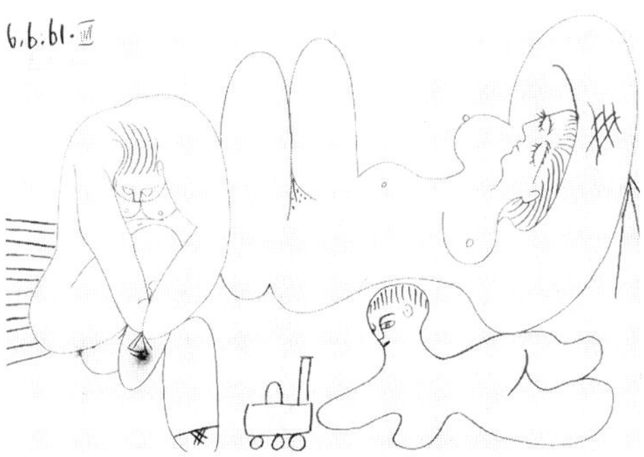

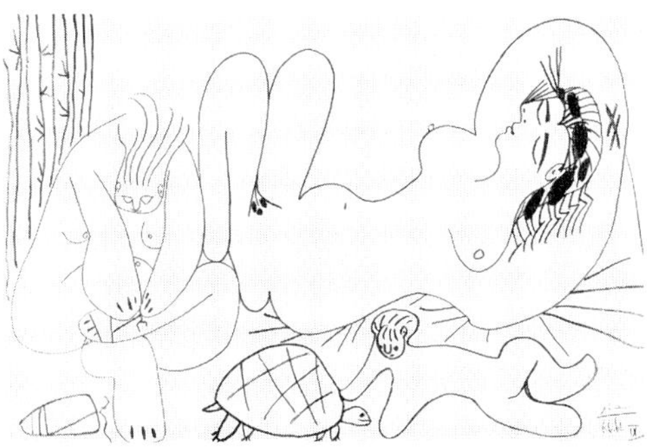

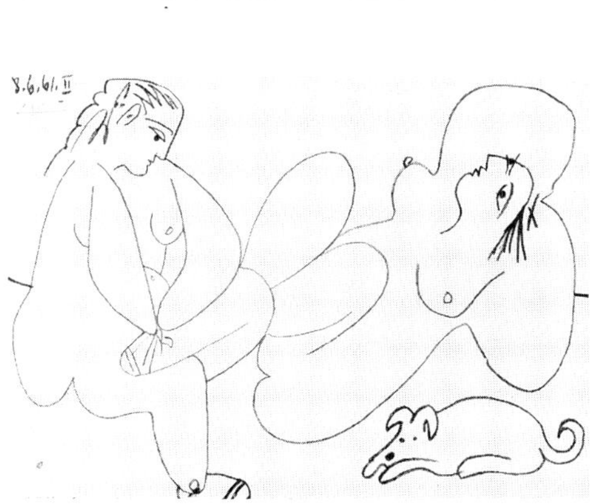

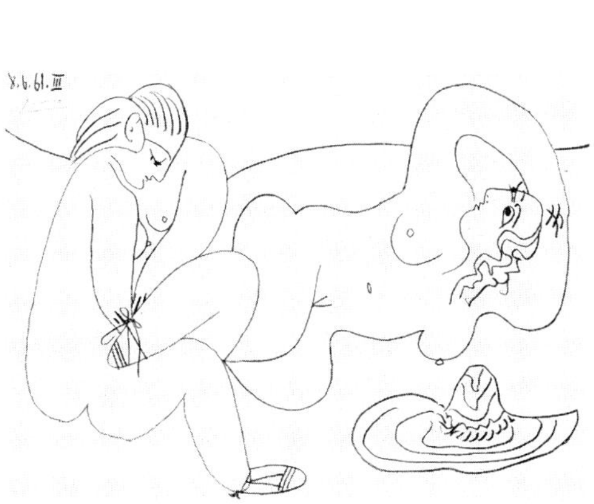

Paloma und ihre Puppe auf schwarzem Grund 1952

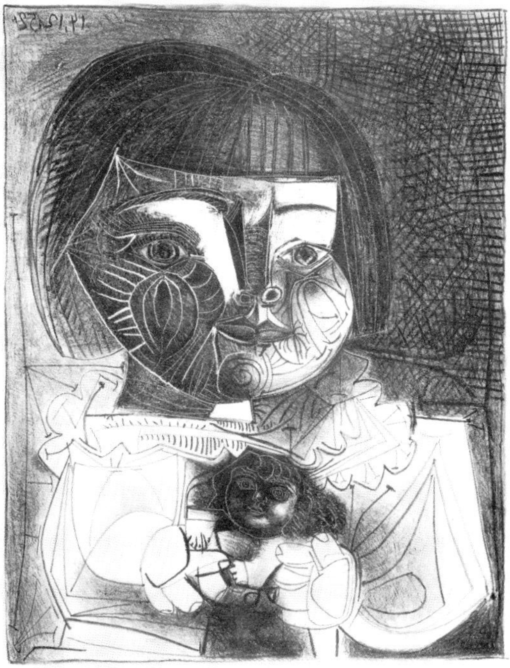

die Erwachsene und Kinder wechselseitig ausgrenzt, führt das im Dezember 1953 in Vallauris entstandene Bild *Vor dem Garten* vor (Seite 105). Es gehört zu den ganz wenigen Ausnahmen, in denen Picasso überhaupt seine Gegenwart in der Familie andeutet. Im Hintergrund sieht man Claude, der mit einem Spielzeugauto spielt, im Vordergrund steht, schemenhaft, zur Silhouette ausgeschnitten, der Maler mit einem Stift in der Hand. Die Fremdheit, die anklingt, läßt sich am ehesten auf das beziehen, was uns Runge gezeigt hat. Dessen Kinderdarstellungen »bereiten uns auf diese dringende und vollkommene Versenkung in die abgeschirmten, privaten Geheimnisse der dem Kind eigenen Welt vor«.[33]

Solch ungezwungene und genaue Bilder, Bilder einer Unabhängigkeit, erscheinen nicht plötzlich. Eine Serie lebendiger und natürlicher Porträts von Maya kündigten, wie wir gesehen haben, den Umschwung an. In den frühen vierziger Jahren kamen einige Gemälde und Skizzen dazu, in denen kindliches Tun und Verhalten unübersehbar in den Mittelpunkt rücken. Sie zählen zur Gattung ›Kind als Motiv‹, denn die Ein- bis Zweijährigen, die Picasso um das Jahr 1940 auftreten läßt, gehören nicht zu seinem eigenen

Gemeinsame Zeichnung Picassos mit Paloma und Claude 1953
Vgl. Photographie Seite 95

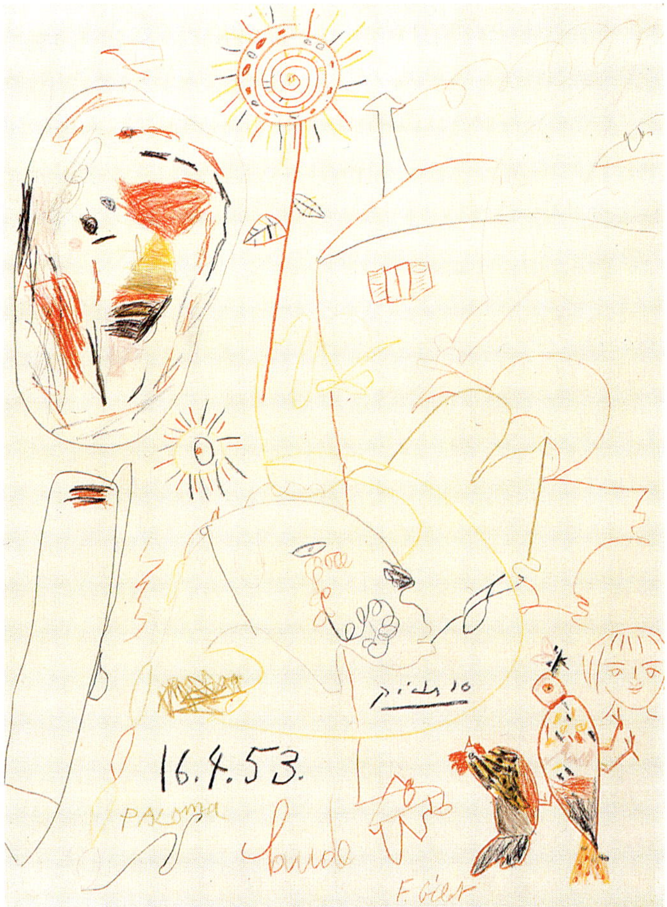

Lebenskreis. Mit dem Bild *Erste Schritte* dringt er auf neue Weise in die Welt des Kindes ein (Seite 86). Das Thema, das er sich hier gewählt hat, zeigt an, daß ihn die Momentaufnahme einer kuriosen, überraschenden Motorik fasziniert: das Linkische, Unsichere eines Gehversuchs. Die extreme, der Wirklichkeit abgesehene Torsion eines Körpers fordert ihn heraus. Das Verhalten des Kleinkindes führt hier wie auch später, wenn er Claude und Paloma zeichnet und malt, zu einer Reihe neuartiger stilistischer Verformungen. Doch diese richten sich durchwegs an der Realität aus. Picasso unterstreicht bezeichnende Details, um den Verismus hervorzuheben. Die Proportion des kindlichen Körpers bleibt in den zahlreichen Darstellungen, die Claude und Paloma im Kinderwagen, im Bettchen, beim Spielen zeigen, letztlich unangetastet. Sicher, dann und wann übersteigert Picasso das

Volumen des Kopfes, hebt Hände und Füße wie Großbuchstaben hervor. Das kann als zusätzliches Argument für die Behauptung dienen, daß Picasso Kinder nie in einem negativ deutbaren Sinne deformiert. Es hat nichts mit Karikatur zu tun und hat nichts Monströses, wie die Kritik in den fünfziger Jahren behauptete: »Dieses Gefallen am Monströsen wird ihm so vertraut geworden sein, daß er nicht einmal mehr versucht sein wird, in den Porträts seiner Kinder darauf zu verzichten.«34 Nirgends widerspricht dieses akzentuierende Sehen unserer Beobachtung. Im Gegenteil, alles erscheint auf höchste Weise plausibel. Diese Akzente weisen dem Motiv vielmehr ihr breites Spektrum an genauen Aussagen zu. Wie gepolstert wirken diese Kinder, nichts Hartes umgibt sie. Speckfältchen dringen in den festen Kontur ein. Die Übersteigerungen, die Bewegungen richten sich nach den typischen Proportionen der kindlichen Anatomie. Nicht das Hübsche steht im Vordergrund, sondern das unverwechselbar Kindliche. Das trifft bereits auf die ersten Bilder zu, die sich genauer mit der Physiologie des Kindes abgeben. *Kind mit Tauben* kann in diesem Zusammenhang genannt werden (Seite 87). In den zahlreichen Schilderungen des kindlichen Treibens von Claude und Paloma steigert es sich. Bei aller stilistischen Freiheit bleibt die Porträtähnlichkeit gewahrt. Alles konzentriert sich auf die kreisrunden Kindergesichter. Bei Paloma wird dieser Eindruck noch durch die Pony-

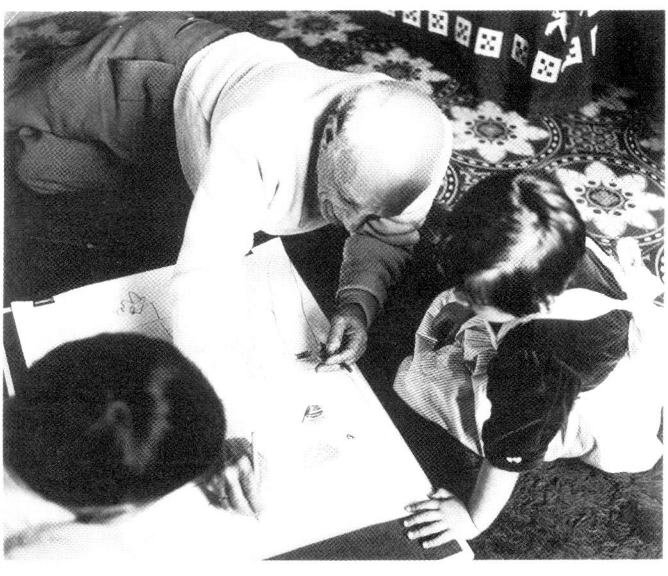

Picasso beim Zeichnen mit Paloma und Claude 1953

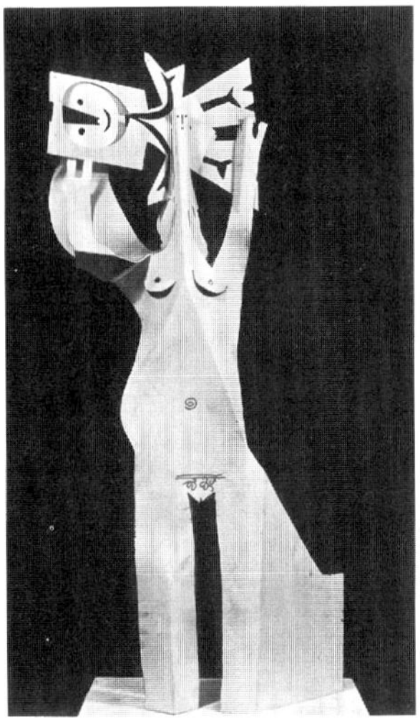

Frau mit Kind 1961

frisur unterstrichen, die den Kopf umrahmt. Es ist ein Motiv, das Picasso in zahlreichen Bildern, Zeichnungen und Graphiken beschäftigt: »Er verbrachte Stunden damit, sie zu zeichnen und zu malen.«[35] Auf die runden Köpfe antworten immer wieder die Räder des Kinderwagens. Solche Bildreime, die kindliche Körper an ihre kindliche Umgebung binden, durchziehen viele Bilder. Die Bilder gewinnen dadurch an Komplexität. Häufig treten Claude und Paloma zu zweit auf. Der Altersunterschied führt zusätzlich zu einem Kontrast wie auch Picassos Versuch, das kleine Mädchen anders als den größeren Bruder zu charakterisieren.

Wenn von dem akzentuierenden Nachzeichnen der kindlichen Körper die Rede ist, dann müssen wir hinzufügen, daß dieses Erfassen kindlichen Verhaltens und kindlicher Psychologie immer mit dem harmonisiert, was wir mit dem Hinweis auf den Blick ins Innere des Kindes zu umschreiben versuchten. Die Präsentation dieses Blicks selbst wird zum großen Bildgegenstand dieser Jahre.

Fundstücke und Spielzeug

Picasso, der im Laufe seines umfangreichen Werkes eine Reihe von Modi der Realitätserfassung und der stilistischen Autonomie herangezogen hatte, mußte die Möglichkeit herausfordern, sich in ein fremdes Sehen – das der Kinder – hineinzuversetzen. Wir sprechen von der Eroberung des kindlichen Blicks auf die Welt, nicht von einer kindhaften Malerei und Zeichnung. Denn letztlich hat sich Picasso, im Unterschied zu Klee, kaum damit abgegeben, kindliches Zeichnen direkt nachzuahmen. Abgesehen von einer manchmal abrupten Verkürzung auf einen einfachen Kontur und auf wenige graphische Zeichen, gibt es so gut wie nichts, was uns dazu auffordern könnte, von einem stilistischen Einfluß der Kinderzeichnungen zu reden. Die Symbolisierung von Köpfen oder Händen, die in diesen auffallen, klingt nur ganz selten an. Denn solche ›kindliche‹ Vereinfachung ist im Werk Picassos meistens die Endstufe seiner Auseinandersetzung mit einem Motiv. Die Reduktion auf eine Chiffre schließt gewöhnlich den Abstraktionsprozeß ab, der beim Komplexen einsetzt. Das ist weiter nicht verwunderlich. Schließlich finden wir eine wörtliche Übernahme von Formen bei Picasso auch dort nicht, wo er sich mit

Pavian mit Jungem 1952

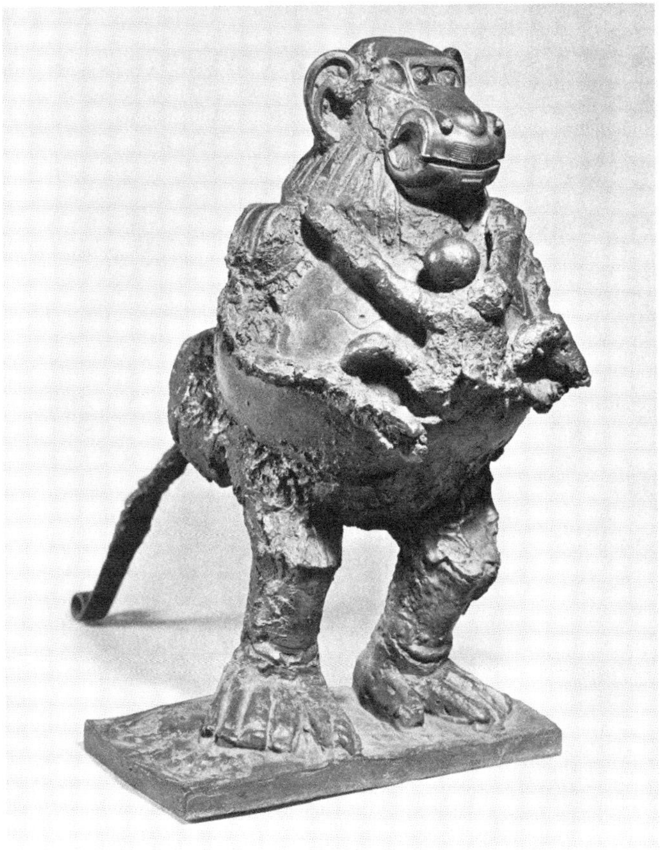

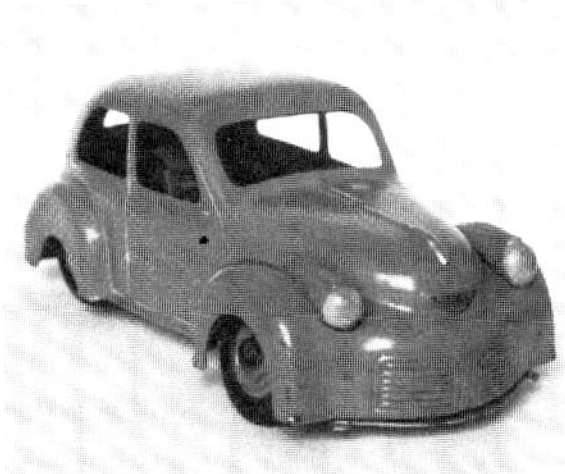

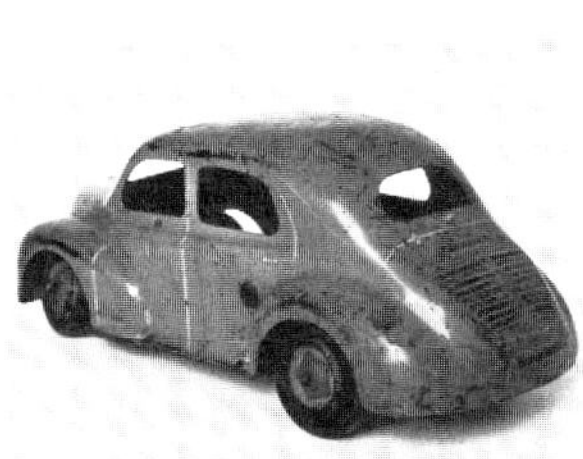

Spielzeugautos:
Panhard und Renault

einem weiteren, fremden ›kulturellen‹ Sehen abgibt, mit außereuropäischer, ethnologischer Kunst. Er wendet sich nicht genau nachweisbaren Formen zu, sondern er sucht sich in das Prinzip der Gestaltung selbst einzufühlen. Das gilt auch für diese Szenen. Er versetzt sich in das Bewußtsein, mit dem Kinder die Welt erkunden. Das haptische Verhalten, der Zugriff der überdimensionierten Hände und Füße unterstreichen dies. Mit triebhafter Gier dringt das Kind auf die Dinge ein. Sein Körper schiebt alles zur Seite, was ihm Widerstand leisten könnte. Dagegen fiel auf, wie wenig die Kinder in Picassos früherer Zeit die Umwelt und die Gegenstände besaßen. Meist griffen die Hände der Kleinen ins Leere.

Wir dürfen uns nicht damit begnügen, diese erstaunlich veristischen Züge in den Bildern einfach nur aufzuzählen. Wir haben es auch mit Arbeiten zu tun, die uns Auskunft über Picassos künstlerische Sprache geben. Denn was wir hier kennenlernen, wirft ein scharfes Licht auf seine geradezu instrumentale Inbesitznahme von kindlichem Verhalten und von Spontaneität. Nicht das Kindliche als Motiv steht im Vordergrund, sondern das Kind ist ein Modell für eine schöpferische Taktik. Es ist Anlaß, dieses Kindliche zu imitieren, denn vergessen wir nicht: in diesen Jahren, in denen Picasso die freien und einfühlsamen Darstellungen gibt, erweitert er selbst seine großartigen künstlerischen Spiele. Immer stärker tritt der virtuose Umgang mit Fundstücken in den Vordergrund. Vieles, was er heranzieht, hat mit der Welt der Kinder zu tun, mit Spielzeug. Er schnitzt und bemalt Puppen für Paloma, so wie er bereits Jahre vorher für Maya Puppen und Marionetten gebaut hatte. Er schneidet Figurinen aus, bemalt sie. Er liefert ein ganzes Puppenspiel. Photographien dokumentieren, wie Picasso mit den Kindern spielte, wie er mit ihnen zeichnete und sich mit ihnen verkleidete (Seite 94f.). Doch wenn wir uns diesem Eindringen in die kindliche Welt näher zuwenden, stellen wir fest, daß es Ausdruck eines gebrochenen Verhältnisses ist. Es kommt nicht zur naiven Gleichsetzung Kind und Künstler. Manches läßt eher auf die Evokation eines verlorenen Paradieses schließen. Dafür besitzen wir eine Reihe von Äußerungen in den Schriften. Im *Album de Françoise* lesen wir unter der Eintragung »Vallauris le jeudi 7 juin 1951«: »Man ist draußen in der Sonne, ich höre Palomas Tränen im Garten, ich sehe meine Fußspitzen auf dem Bett ausgestreckt und weiter den Kamin, das kleine Radio, die Bücher, die Zeitschriften, die Briefe, Rousseaus Porträt von seiner Frau und von sich selbst am Nachmittag um zwanzig nach vier ...« Picasso begleitete seine Schilderung mit einer Zeichnung, die diesen Blick aus dem eigenen Bewußtsein in eine ferne, von ihm getrennte Welt festhält. Wir sehen den Fuß, das Bett, den Radioapparat, die Porträts über dem Kamin. Die Art und Weise, wie subjektive Anschauung und Umgebung hier aufeinander bezogen werden, läßt an die Skizze denken, mit der Ernst Mach in *Die Analyse der Empfindungen* die Vorstellung vom »unrettbaren« Ich illustriert. In die häusliche Idylle bricht ein Gefühl der Relativierung und der Entfremdung ein. Immer wieder dringt das Leben von außen zu ihm, ins Atelier. Mit Präzision datiert er diese Empfindungen: »Palomas sehr sanfte Stimme und das Geräusch von Holzspielzeug auf dem Sand, wie dieser an den Rädern reibt, ein Schrei – von wem? –, der das gespannte Leinen des Bildes von ihr am selben Tag um Viertel nach zehn abends zerreißt – für wen?«[36]

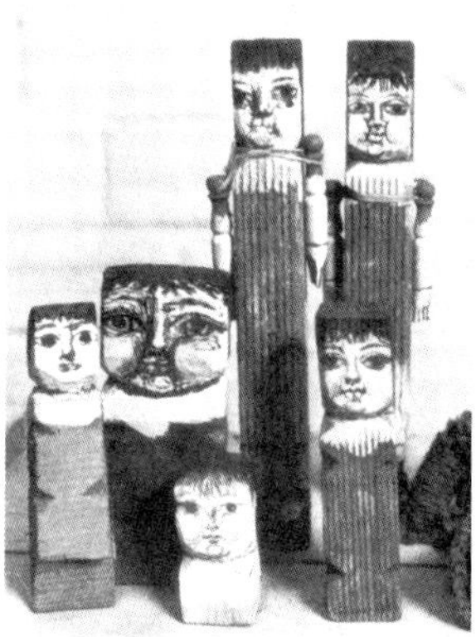

Palomas Puppen, um 1953

Rechts:
Frau, neben ihren Kindern zeichnend, 1950

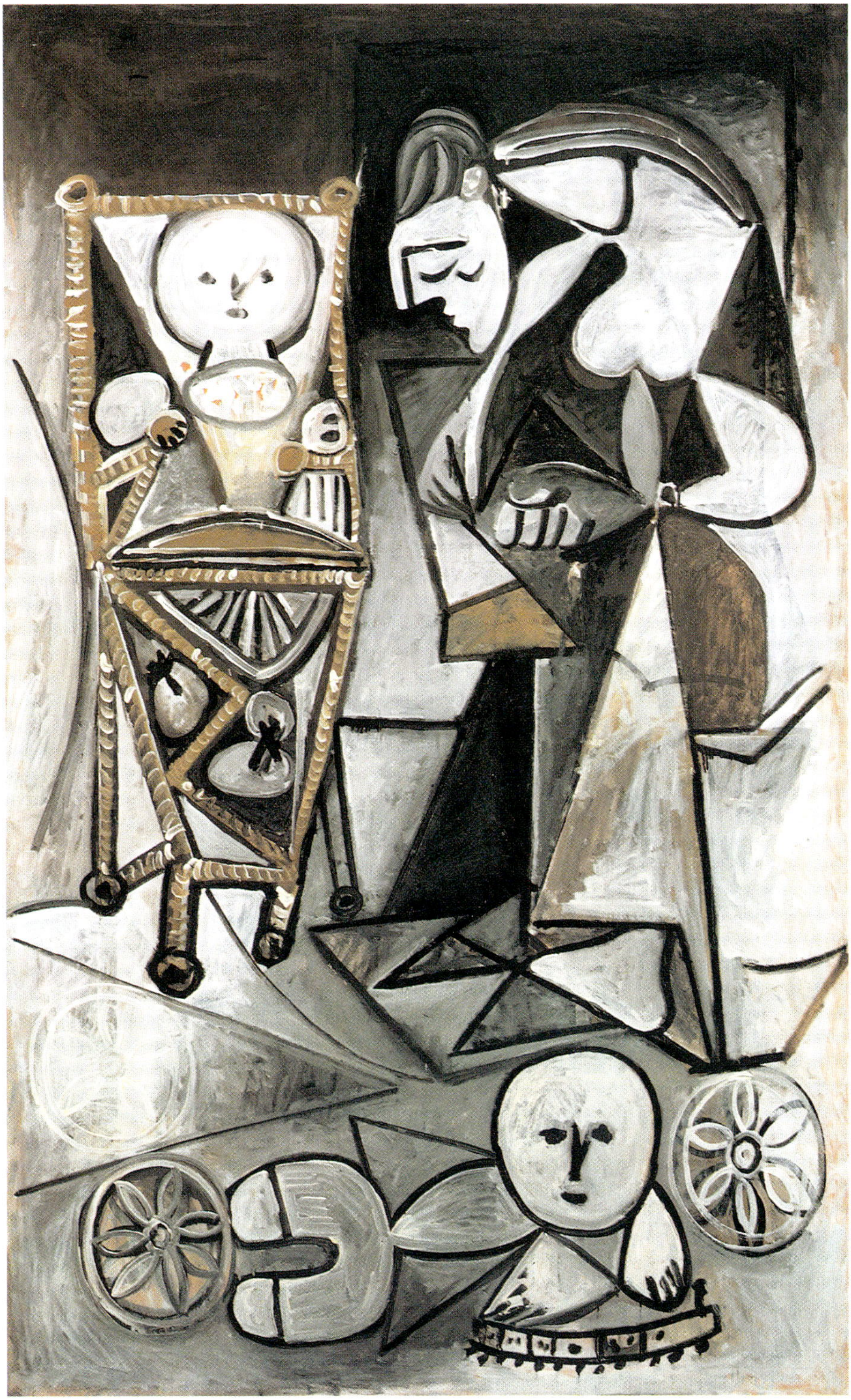

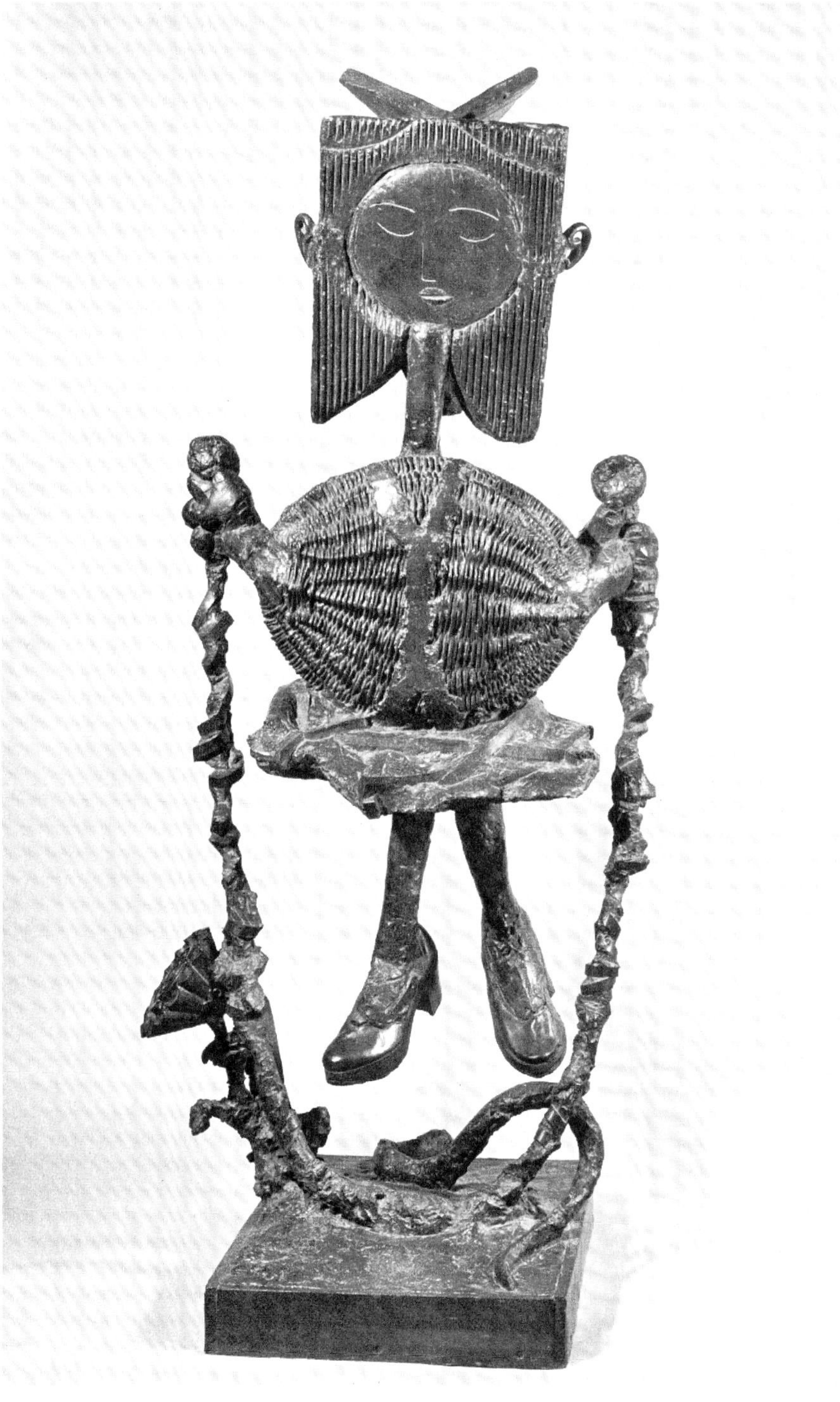

Seilhüpfendes Mädchen 1950

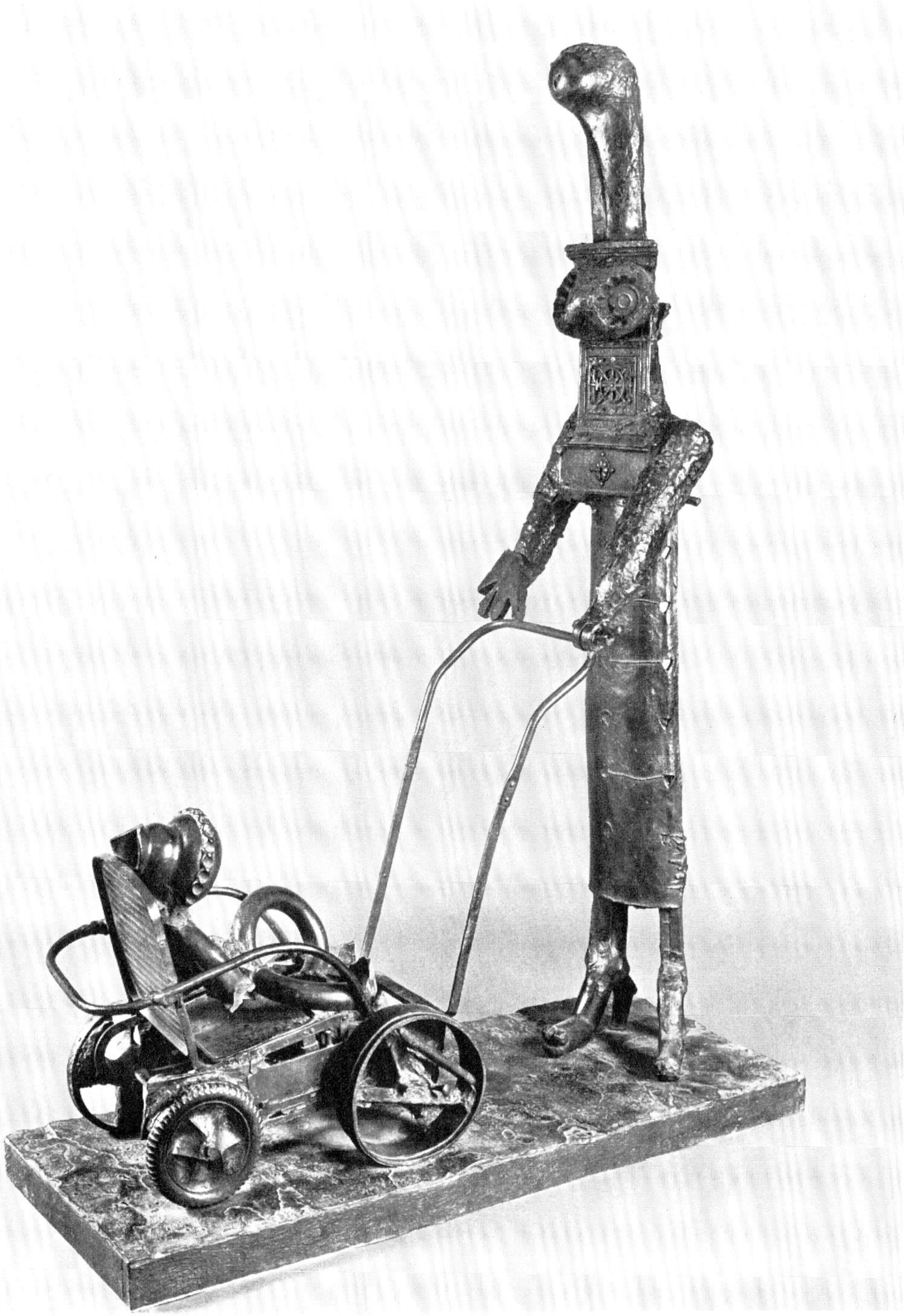

Frau mit Kinderwagen 1950

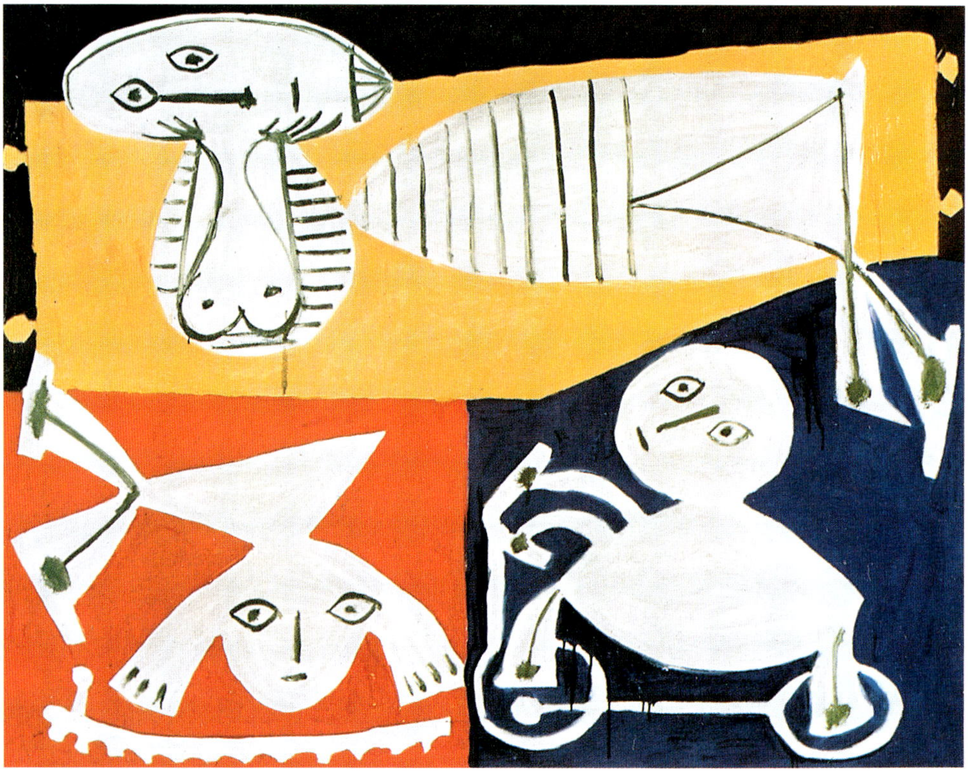

Françoise Gilot mit Tochter Paloma und Sohn Claude 1951

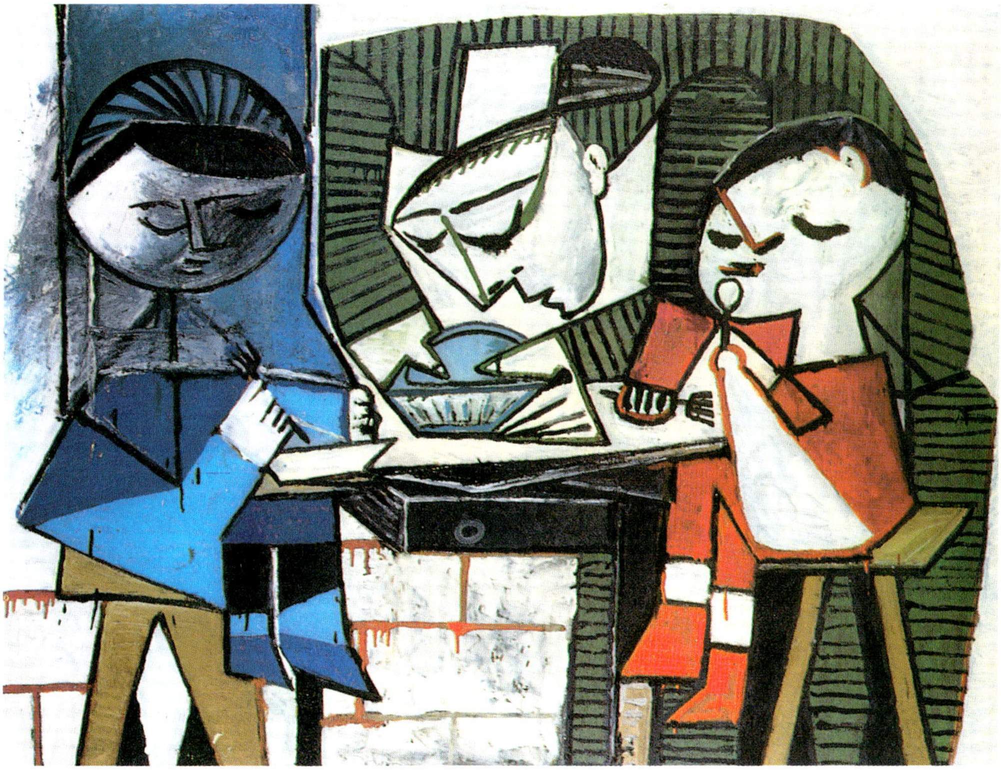

Die Mahlzeit der Kinder 1953

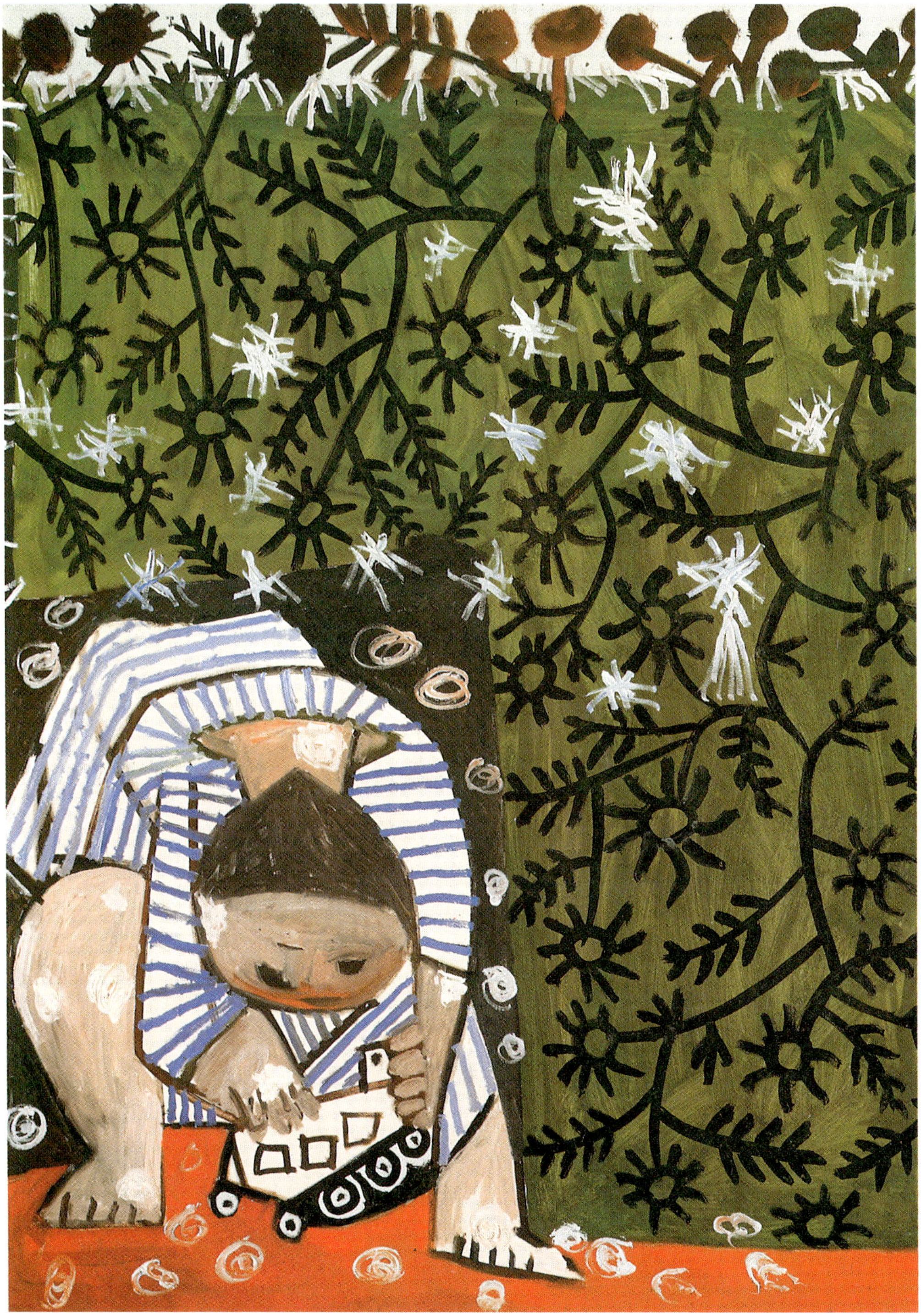

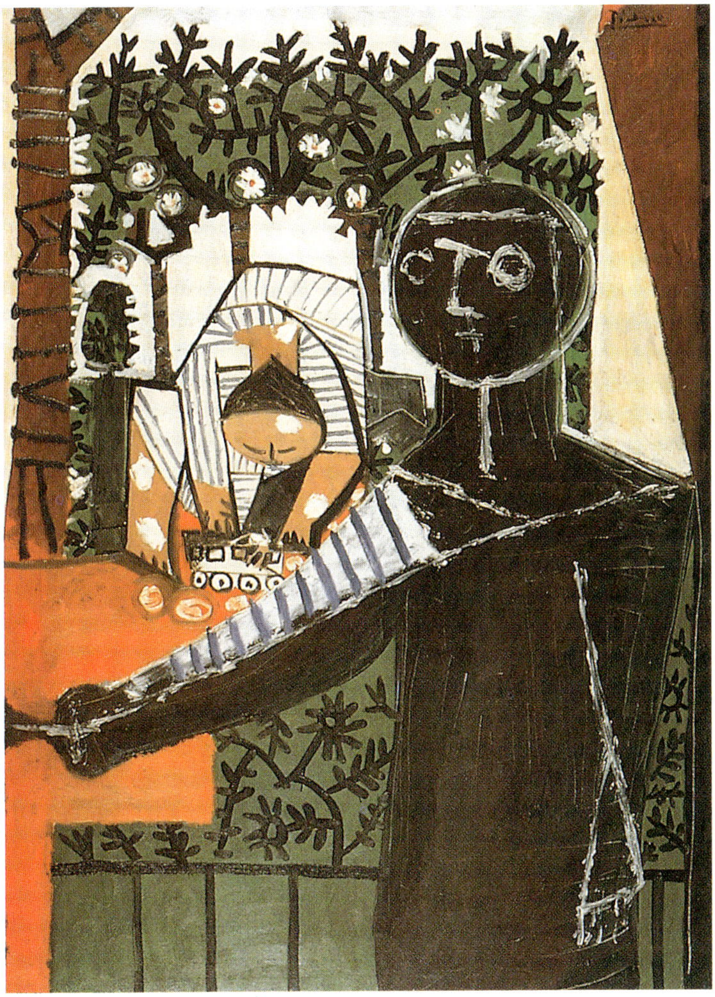

Vor dem Garten 1953

Links: Kind mit einem Auto spielend 1953

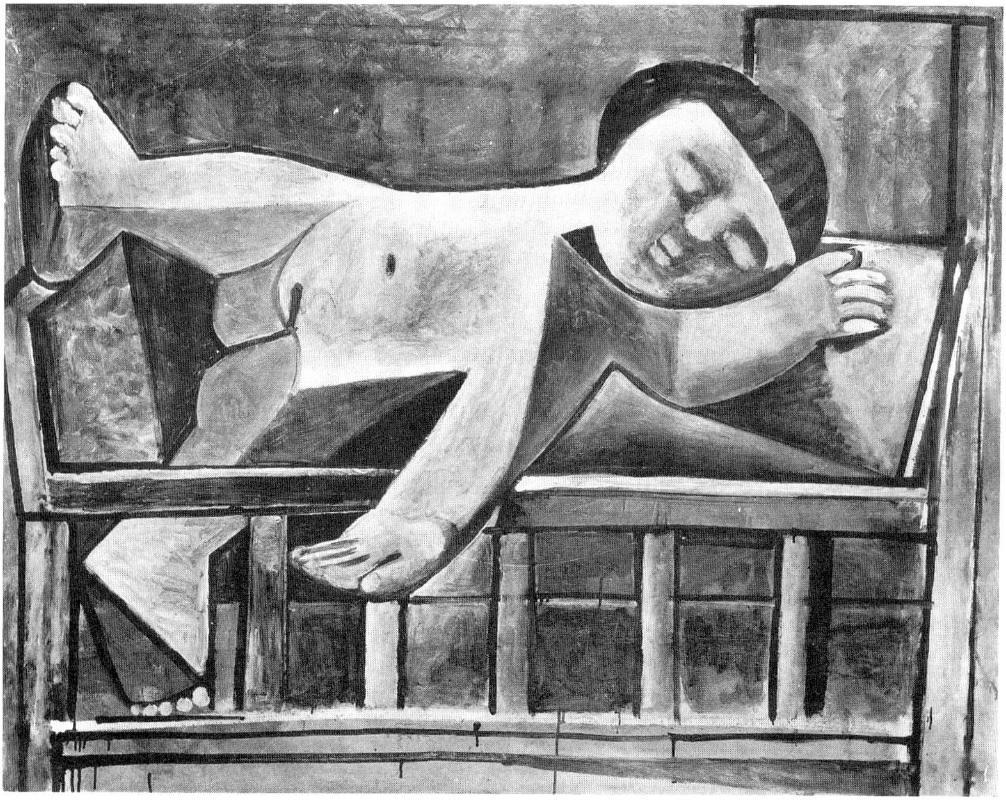

Schlafende Paloma 1952

Picasso spielt mit den Kindern, aber er konfisziert ihnen auch das Spielzeug, das man ihnen schenkt. Er zieht es zu unerwarteten Metamorphosen heran. Aus zwei kleinen Autos, einem Renault und einem Panhard, die Kahnweiler Claude mitbringt, formt er den Kopf der berühmten Skulptur *Pavian mit Jungem* (Seite 97). Aus dem Wagendach des Panhard wird die fliehende Stirn des Affen, in die Windschutzscheibe setzt Picasso die Augen. Die Motorhaube bildet die Schnauze, der Kühler evoziert das aufgerauhte Fell. Das zweite Auto wird um hundertachtzig Grad gedreht und daruntergesetzt. Der Spalt, der entsteht, wird zum Mund umgedeutet. Das ist nur ein Beispiel für dieses Umtaufen von Dingen. In der Plastik kommt es zu einem intensiven Umgang mit Objekten. Das Basteln und Spielen kulminiert schließlich in den großen ›enzyklopädischen‹ Plastiken, die in Vallauris entstehen. Nicht umsonst haben einige von ihnen mit Familie und mit Kindern zu tun: *Frau mit Kinderwagen*, *Seilhüpfendes Mädchen* (Seite 100 f.). In ihnen führt das Sehen aus der Warte des Kindes zu einem einzigartigen Perspektivismus, und zwar doppelt, einmal als Blick des Kindes auf die Umwelt, eine Weltsicht, die wir erstmals in *Kind mit Tauben* (Seite 87) erleben konnten. Wir sehen ein Kind in einem realen Umraum, doch dieser Umraum bleibt auf das Kind bezogen. Es ist ein Sehen im Verhältnis. Das verleiht den Kinderbildern von Claude und Paloma ihre Prägnanz. *Seilhüpfendes Mädchen* läßt in einigen Details auf unvergeßliche Weise das Kindliche hervortreten. Das Linkische des seilspringenden Kindes bringt Picasso dadurch zum Ausdruck, daß er den Füßen zwei riesige – vertauschte – Schuhe verpaßt. Die Schuhe, das auffliegende Röckchen und die straffgezogene Sonntagsfrisur verleihen der lebensgroßen Skulptur ihren köstlichen Realismus.

Auch in *Frau mit Kinderwagen* charakterisiert Picasso mit ganz wenigen Andeutungen Kind und Mutter. Die kleine Paloma staffiert er mit einigen bezeichnenden Details aus. Details, die er dem Fundus entnimmt, den er in seinem Atelier aufgehäuft hat. Das Quirlige des Babys bringt er zum Ausdruck, indem er die O-Beine des Kleinkindes aus zwei gebogenen Henkeln einer Amphore bildet. Die spitzenbesetzte Krempe des Sonnenhütchens, das den kleinen Kopf umgibt, unterstreicht das Heitere des Motivs. Es kontrastiert mit der strengen, sich endlos ins Vertikale entfernenden Mutter.

Blick in das Sehen des Kindes

Der Perspektivismus, auf den wir hier treffen, kann gleichzeitig als Modell für das künstlerische Sehen gelten. Gertrude Stein hat Ende der dreißiger Jahre in ihrem Picassobuch darauf hingewiesen. Über das Paradigma kindlichen Sehens läßt sich zusammen mit der symbolischen Repräsentation, zu der die afrikanische Skulptur greift, Picassos konzeptionelles Vorgehen im Kubismus veranschaulichen. Gertrude Stein setzte kindliches, fragmentierendes Bedeutungssehen und Picassos künstlerisches Sehen gleich: »Ein Kind sieht das Gesicht seiner Mutter. Es sieht es in einer völlig anderen Weise als die Erwachsenen. Ich spreche nicht von dem Wesen der Mutter, sondern von den Zügen ihres Gesichts. Das Kind sieht das Gesicht von sehr nah. Einem kleinen Kind muß es sehr groß erscheinen. Ganz bestimmt sieht das Kind eine Zeitlang nur einen Teil vom Gesicht seiner Mutter. Es kennt einen Zug und nicht den anderen, eine Seite und nicht die andere, und auf eben diese Weise kennt Picasso ein Gesicht und ebenso Kopf und Körper.«[37]

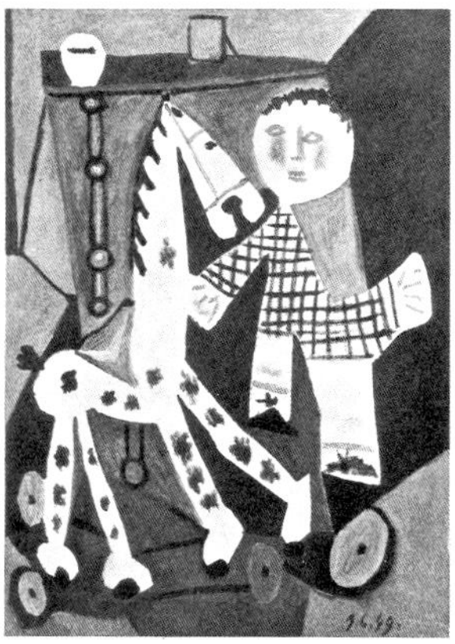

Claude mit Pferdchen 1949

Diesen anderen Blick ins Innere eines Körpers und diesen Blick aus einem anderen Körper heraus führten schon Ende der zwanziger und zu Beginn der dreißiger Jahre auf anschauliche Weise die Arbeiten vor, für die Marie-Thérèse Walter Modell stand. Auch in ihnen ging es um ein affektives, vom Besitzdrang geleitetes Sehen. In einer Reihe von Werken scheint Picasso den erotischen Griff nach Marie-Thérèse Walter und die Zuneigung des Modells selbst zum Ausdruck zu bringen. Wir denken in erster Linie an die plastischen Arbeiten der Boisgeloup-Zeit. Die Volumen wachsen an, sie verformen sich – wie unter dem Einfluß einer leidenschaftlichen Begegnung. Eine privilegierte Annäherung spricht sich aus, ein Sehen aus Kußnähe. In dieser Nahsicht schwellen Stirn, Nase, Wangen der Köpfe wie unter einer Lupe zur Übergröße an. Wir können verfolgen, wie sich das gefräßige Auge von Stelle zu Stelle weitertastet.

Was Gertrude Stein mit dem Hinweis auf das Sehen des Kindes zu erklären suchte, läßt sich durch eine Reihe von Texten von Picasso selbst belegen. Ihnen können wir entnehmen, wie konkret sich der Künstler mit dem Thema kindlichen Sehens und kindlichen Verhaltens beschäftigte. So notiert er am 16. September 1941 in einem großartigen Text, der sich völlig in das Kind zu versetzen sucht: »Um Punkt Viertel vor vier in der prallen Sonne haben sich das Kind der I und das andere zum Fenster hinausgelehnt und spielen mit ihren Fingernägeln und ihren Licht- und Schattenflecken zu den Trompetenstücken ... die Mutter. ein Meter siebzig groß. zwei Arme. zwei Beine. zwei Hände. zwei Füße. ein Kopf. zwei Augen. zwei Ohren. eine Nase. ein Mund. ein Magen. Haare. Eingeweide. zwei Brüste. ein Bauchnabel. ein Hintern. eine Fotze. zwanzig Finger. Haare auf den Beinen ... seine Mutter. seine Mama. betrachtete das Kind der I und das andere. liebte es. gab ihm ihre Suppe aus ihren Brüsten zu trinken. wusch es am Morgen und am Abend. kämmte es. nähte ihm seine Anziehsachen. ging mit ihm ins Kino. ins Theater. ans Meer und verpaßte ihm Ohrfeigen. Mama. Mama. ich bin fertig. Mama. gib mir zu trinken. Mama ich hab Durst. Mama. ich hab Hunger. Mama. ich bin müde. möchtest du daß ich dir die Nase putze. ist dir warm. ist dir kalt. Heia. Pipi. Aa ...«[38]

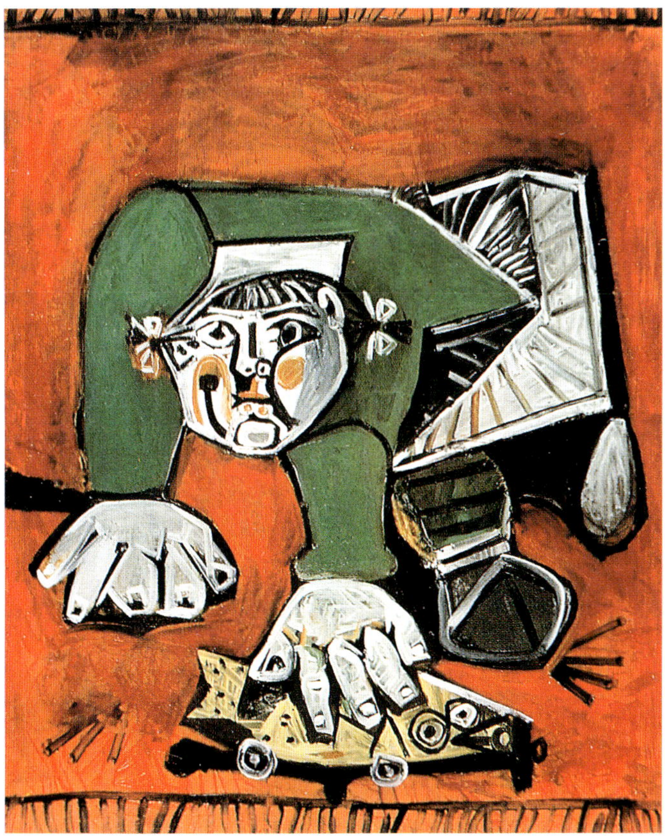

Paloma mit einem Spielzeugfisch 1950

Unter den verschiedenen Mitteilungen des Textes, die uns auf den Perspektivismus kindlichen Welterlebens hinweisen, das Picasso in seinen Bildern von Kindern umzusetzen sucht, hat uns vor allem eine zu interessieren. Es ist dies die Aufzählung der Einzelteile eines Baukastens, aus denen sich die Mutter unter den Augen des Kindes zusammensetzt. Das Vermessen des Körpers, die Addition des Leibes aus verschiedenen Stücken und Funktionen, wird in einer Sprache vorgetragen, die sich am kindlichen Denken orientiert. Es ist analytisch und es folgt der Struktur eines Abzählverses. In diesen Texten, die im April 1935 einsetzen, taucht dieses kumulative Vorgehen ständig auf. Picasso geht beim Schreiben meist parataktisch vor und setzt Ding neben Ding, Beobachtung neben Beobachtung. Dieses Sehen aus der Perspektive des Kindes ist in den folgenden Jahren eine der ständigen Arbeitsstrategien Picassos. Die Aktivität des Kubismus, der einen Gegenstand unaufhörlich im Bild hin- und herwendet, der sein Pensum in der Zersplitterung und nicht in der Totalität eines sensualistisch geschlossenen Objekts erreicht, findet in den Texten eine Analogie. Die Dislokation von Sprache wird dabei mit anderen als mit den Mitteln des surrealistischen Automatismus vollzogen. Sie erscheint als Resultat einer systematischen Sprachkritik, die der fixierten Struktur das Provisorische entgegensetzt und die die Syntax so verlegt, daß Subjekt-Prädikat-Objekt-Beziehungen nicht in eine Leserichtung weisen. Sie können auch im Krebsgang gelesen werden. Dazu treibt die verkürzte Syntax ebenso wie die Redundanz des Sprachmaterials. Es bohrt sich in den Leser so ein, daß er durch ein sprunghaftes Hin- und Herlesen immer neue mobile Sätze isoliert. Der Verzicht auf Satzzeichen verstärkt diese Labilität. Auffällig sind die Wiederholungen, eine oft bis zur Ermüdung führende Motorik, die nicht davor zurückscheut, Sätze unaufhörlich mit kleinen Modifikationen auftauchen zu lassen. Das wesentliche Mittel ist die Wiederholung: Es ist ein ständiges Abschreiben eines Textes. Das erinnert geradezu an den Lernvorgang eines Kindes oder an eine Strafarbeit.

Bei diesem ständigen Abschreiben treten nach und nach wichtige Veränderungen zutage. Im Laufe der Wiederholung nutzen sich Wörter ab. Sie werden unverständlich, kurios. Dabei fesseln sie die Aufmerksamkeit von neuem, fordern zum Weiterspielen und Weiterkombinieren auf. Picassos Umgang mit der Sprache ist ein faszinierendes Modell für seinen Umgang mit Formen. Dieses Spielen mit Sprache darf deshalb als Modell für seinen Umgang

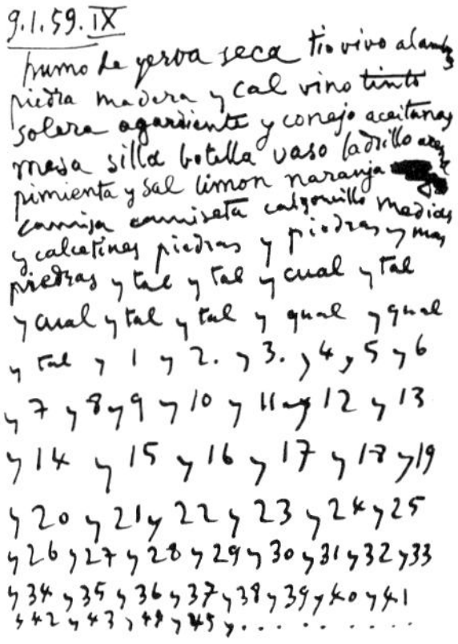
9.1.59. IX
humo de yerba seca tiovivo
piedra madera y cal vino tinto
solera aguardiente y conejo aceitunas
mesa silla botella vaso ladrillo
pimienta y sal limon naranja
camisa camiseta calzoncillo medias
y calcetines piedras y piedras y mas
piedras y tal y tal y cual y tal
y cual y tal y tal y qual y qual
y tal y 1 y 2. y 3. y 4 y 5 y 6
y 7 y 8 y 9 y 10 y 11 y 12 y 13
y 14 y 15 y 16 y 17 y 18 y 19
y 20 y 21 y 22 y 23 y 24 y 25
y 26 y 27 y 28 y 29 y 30 y 31 y 32 y 33
y 34 y 35 y 36 y 37 y 38 y 39 y 40 y 41
y 42 y 43 y 44 y 45 y . . . .

Seite aus dem Carnet »Dibujos y escritos« 1959

Ohne Titel 1971

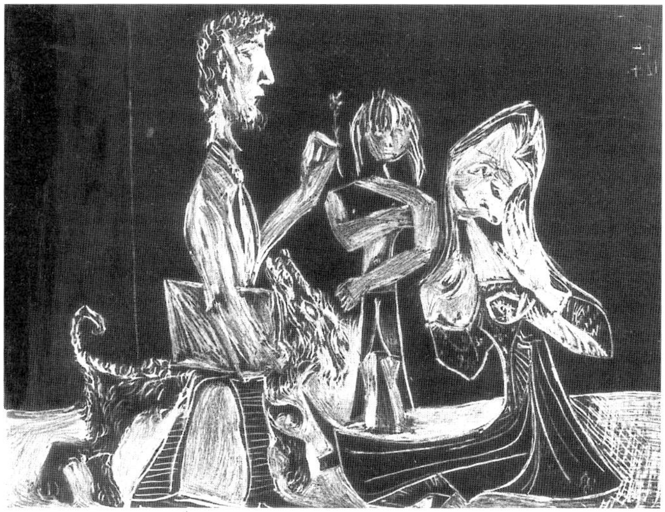

mit Bildern, sein Spiel mit der kindlichen Vorstellungskraft herangezogen werden. Der Umgang mit Bildern rückt in diesen Jahren ins Zentrum. Mehr und mehr wendet sich Picasso dem Museum zu, aus dem er sich die Vorbilder für das Spiel holt. Die Paraphrasen und Variationen halten sich an ein Pensum.

Letzte Bilder

Wie steht es mit unserem Thema im Spätwerk? Unter den Kindern, denen wir einen Namen geben können, finden wir in der Serie *Frau und kleine Mädchen* von 1960 und 1961 ›Cathy‹, die Tochter Jacquelines. Ihr widmet Picasso auch eine Zeichnung, in die er die Widmung einträgt: »Pour ma fille de lait« (»Für mein Ammenkind«). Diesen Darstellungen waren die Variationen über Velázquez' *Las Meninas* vorangegangen. Mehr und mehr wird das Kind nun wieder das, was es zu Beginn war: ein Symbol. Nur andeutungsweise kommt Picasso auf den Gegensatz Kind/Greis zu sprechen. Dabei vermissen wir die entsagende Zärtlichkeit dieses berühmten Themas. Auch das Thema der Lebensalter fällt aus. Doch es läßt sich nicht übersehen, daß in den letzten Bildern, in denen Picasso mehr und mehr die physische Impotenz des alten Mannes in eine Imagination sexueller Spiele verdrängt, die Kinder ausgeschlossen bleiben. Nicht das Kind, nur der Putto darf dem Endspiel gelegentlich beiwohnen. Der spöttische Putto fordert in diesen Endkämpfen der Geschlechter zum unaufhörlichen Liebesakt auf. Als letzter Sendbote aus der heidnischen, jugendlichen Welt der Camera degli Sposi Mantegnas tritt er ins Atelier in Mougins. Tristesse und die Illusion ewiger Jugend fallen in den letzten Bildern, die das Motiv vortragen, zusammen. Doch nirgends im Werk Picassos kommt es zu einer zweideutigen Stimmung. Es gibt keine Puppenspiele à la Kokoschka oder Bellmer.

»Im Grunde gibt es nur wenige Themen. Jeder wiederholt sie. Venus und Amor werden zur Jungfrau mit dem Kind, der klassischen Darstellung von Mutter und Kind – doch als Thema ist es das gleiche.«[39] Themen scheinen Picasso nicht weiter zu interessieren. Die Aussage begründet seine Zurückhaltung gegenüber dem Motiv. Nicht zu übersehen aber ist im Umfeld dieser Sujets, die »jeder wiederholt«, daß sich Picasso als radikaler und revolutionärer Veränderer auch der Inhalte erweist. Er sucht weniger das zusammenfassende, übergreifende Einzelbild als die Darstellung von Möglichkeitsformen, in die wenige Elemente eintreten können. So gesehen ist Picassos Hinweis auf »Wiederholung« von höchster Bedeutung. Er begründet die Beschränkung auf wenige Sujets. Diese gestattet ihm die unerhörten Steigerungen und Naheinstellungen, welche die ›Welt der Kinder‹ auszeichnen. Unübersehbar hat sich sein Verhältnis zum Thema im Laufe der annähernd achtzig Jahre, während derer er sich ihm zuwandte, verändert. Neben der eigenen stilistischen Entwicklung spiegeln sich darin verschiedene gesellschaftliche, politische und pädagogische Realitäten. Jahrzehnte liegen zwischen der Sakralisierung des Kindes, die in der Blauen Periode in den Vordergrund rückte, dem Madonnenkult und dem Kult einer mittelmeerisch-heidnischen Fruchtbarkeit der zwanziger Jahre und schließlich der Auffassung vom freien, seiner eigenen Welt überlassenen Kind, die in den fünfziger Jahren so offenkundig vorherrscht. Dabei erscheint es unmöglich, den Ausdruck der Kinder in diesen Bildern genau, in einem illustrativen Sinne zu erfassen oder die Geschichten nachzuerzählen. Zu viele formale Übertragungen und Spiegelungen rücken zwischen eine psychologische Lektüre und einen formalen Selbstausdruck. Wie sehr sich die Aussage von Anfang an in Körpersprache und Stil zurückgezogen hat, davon war immer wieder die Rede. Das Tabu, das Picasso sich auferlegt hat, verhindert, daß alle Exzesse und Sprachhöhen des Stiles herangezogen werden können. Das Kind ist ein großes und unerschöpfliches Thema. Picasso spielt mit ihm ›Himmel und Hölle‹.

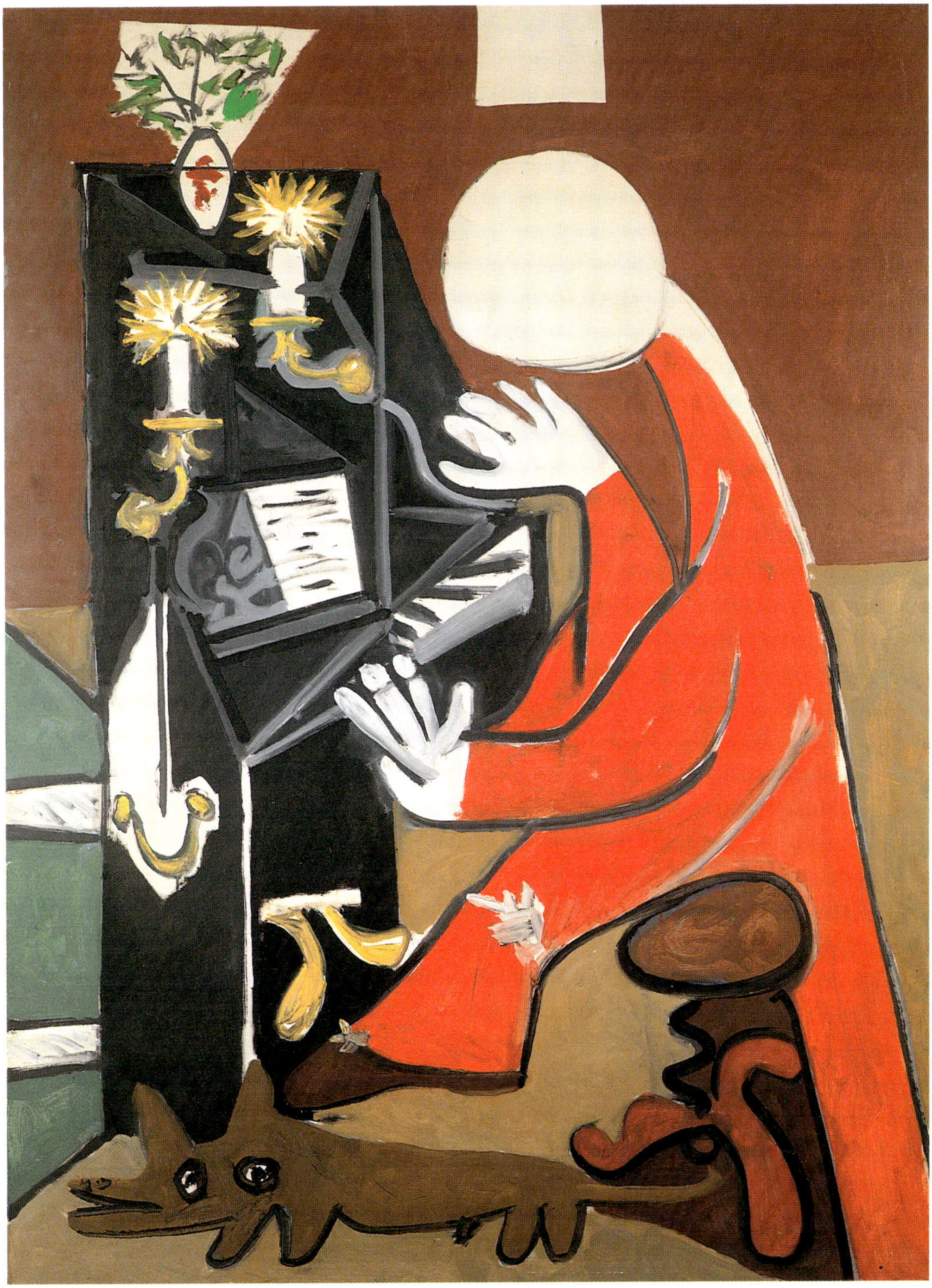

Das Piano 1957

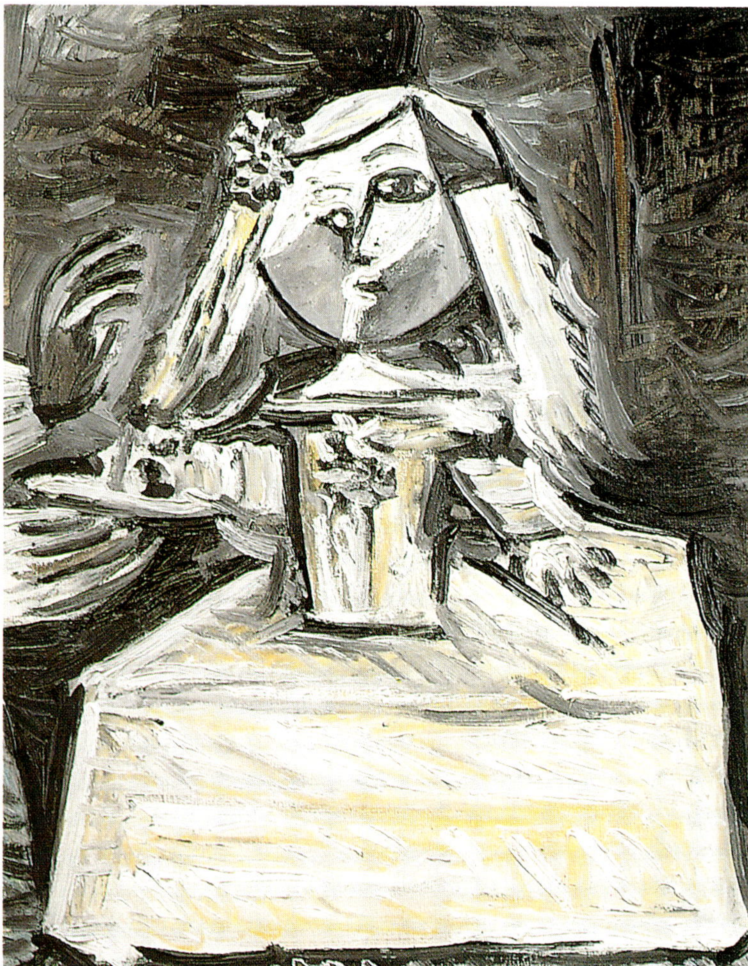

Las Meninas. Infantin Margarita María 1957

Rechts: Las Meninas. Dona Isabel de Velasco, der Zwerg, das Kind und der Hund. Nr. 42 1957

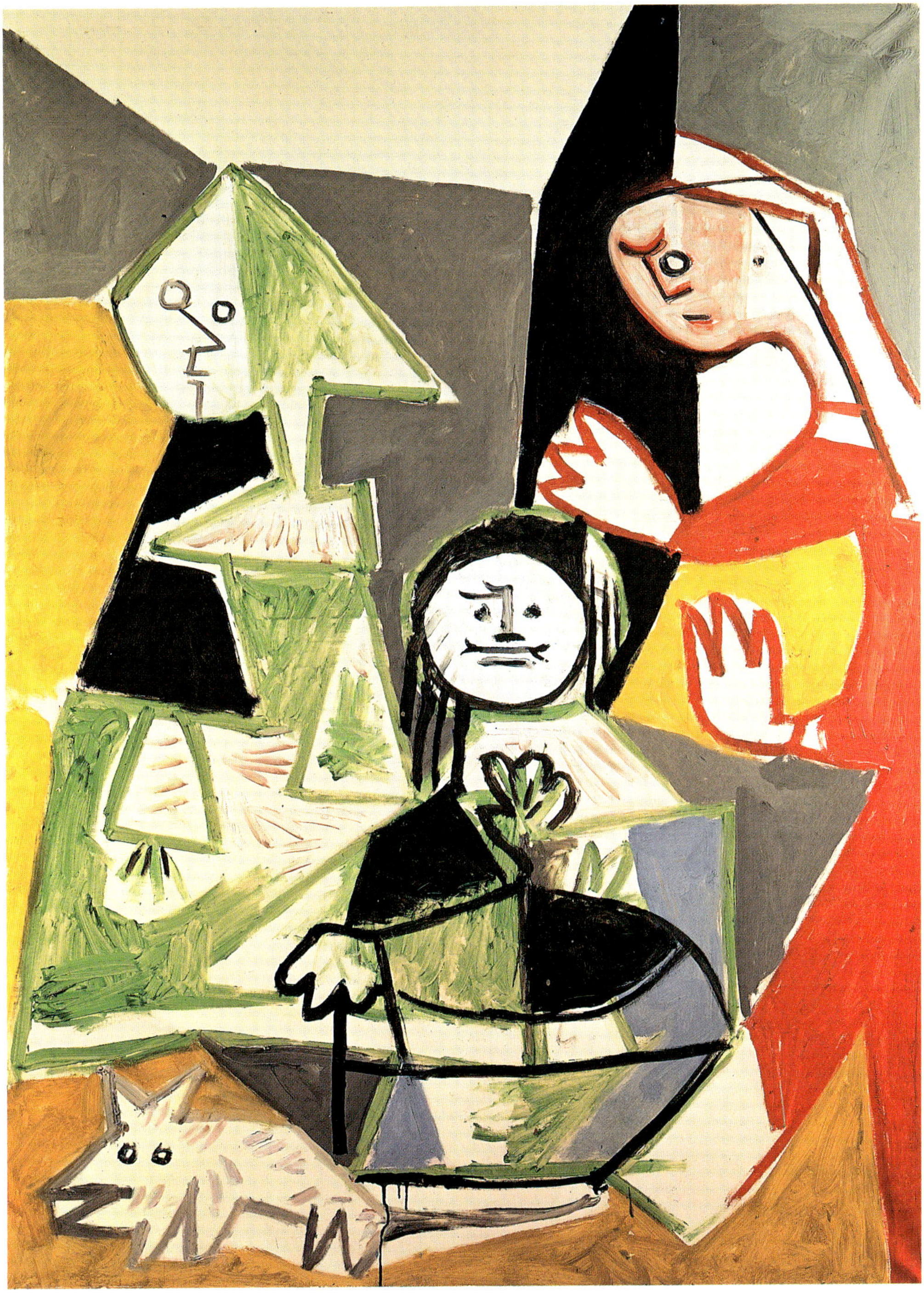

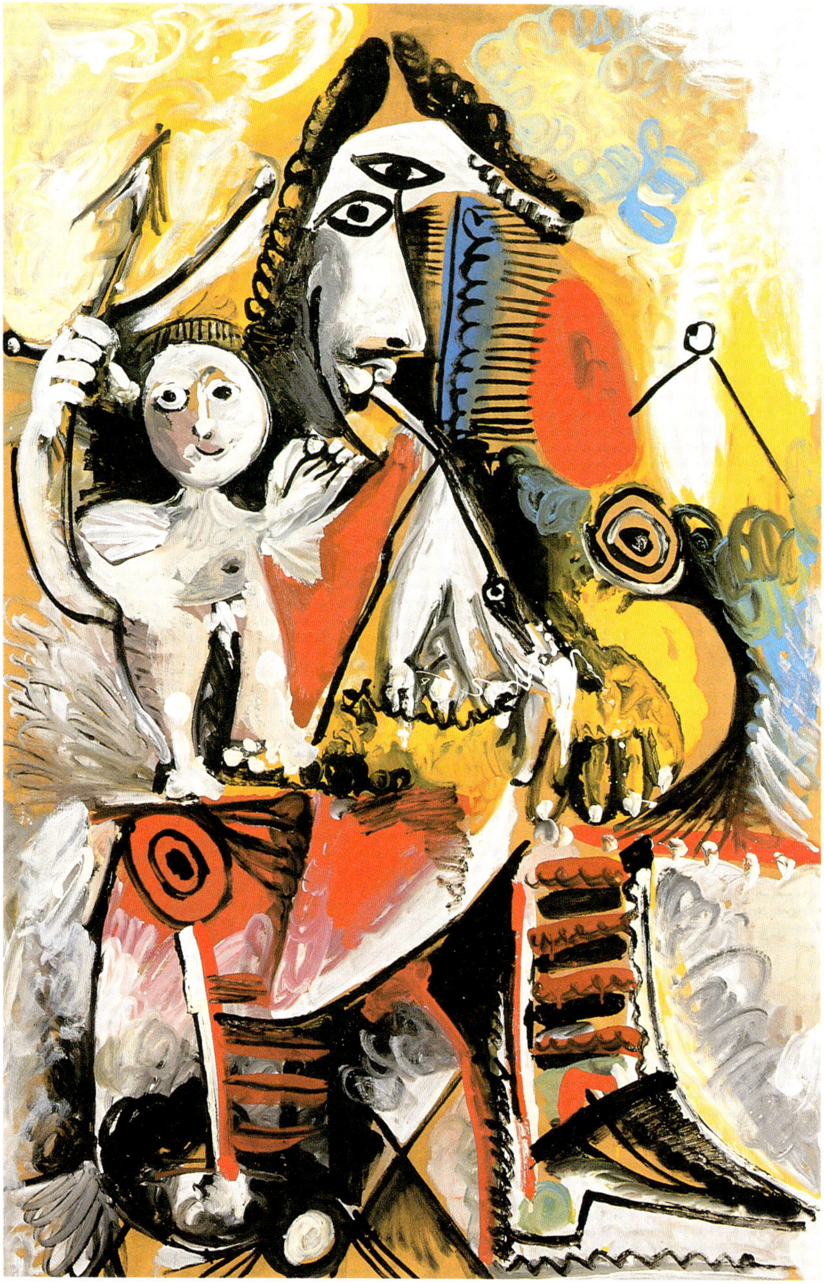

Musketier und Amor 1969

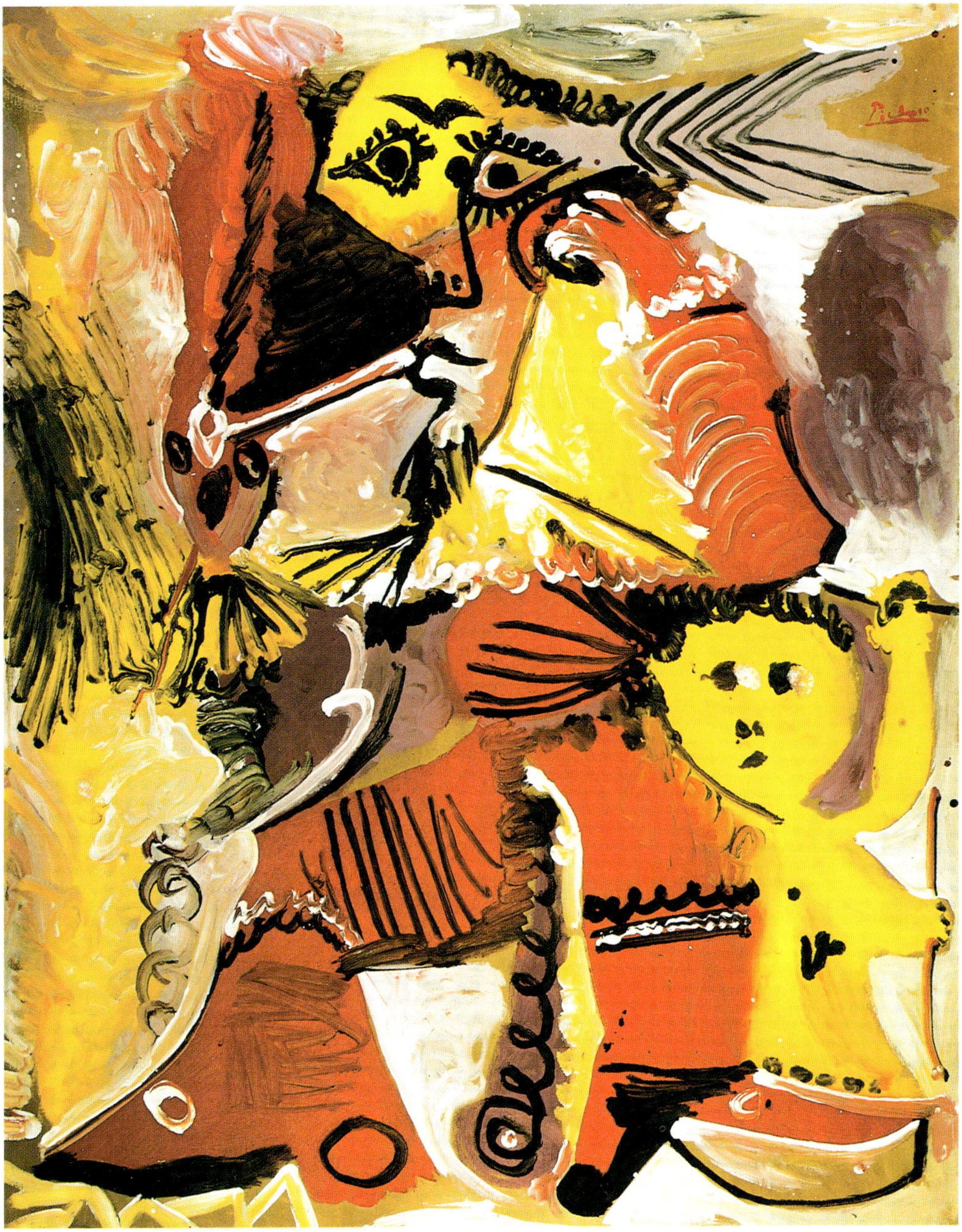

Rembrandtsche Figur und Amor 1969

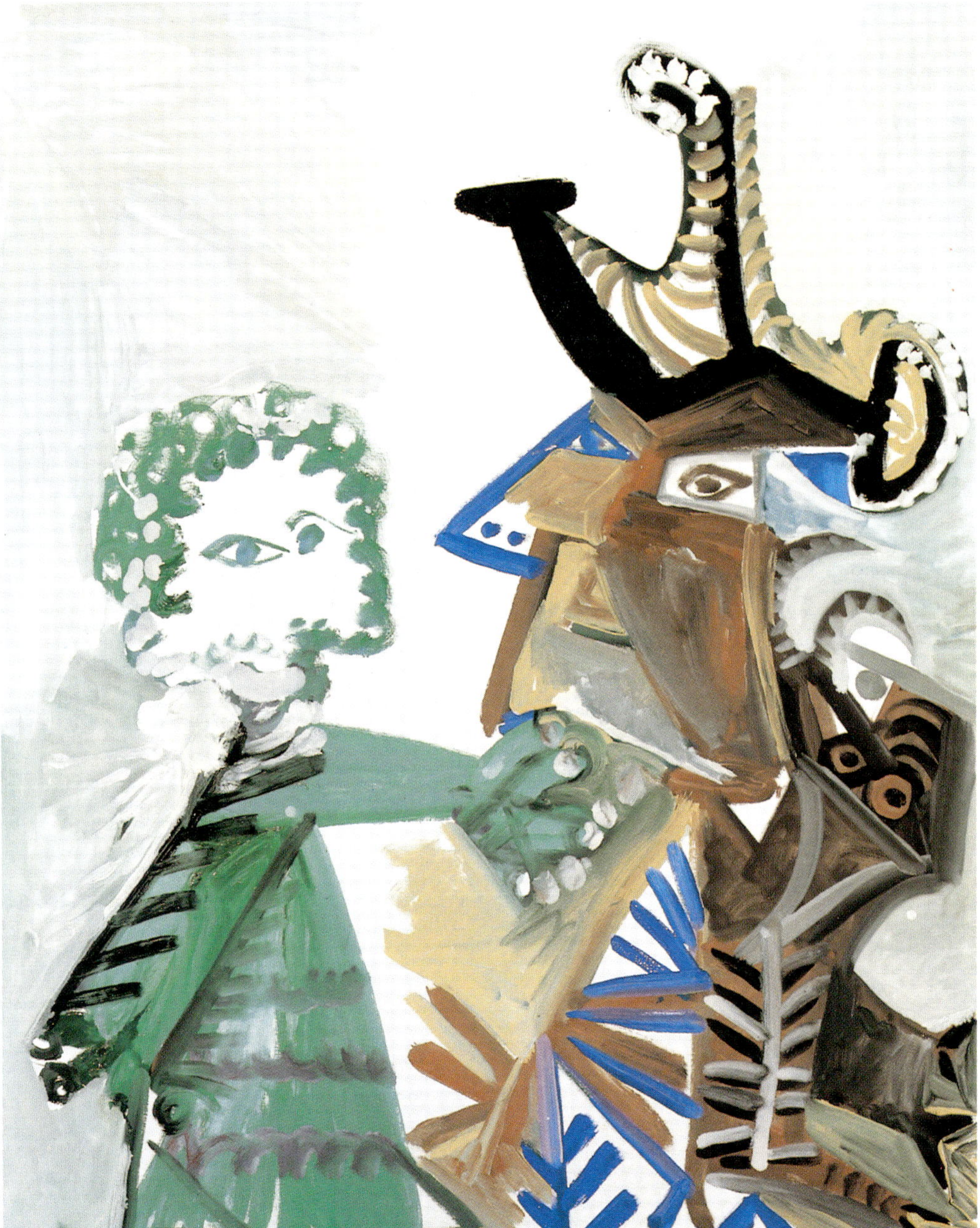

Musketier und Kind 1972

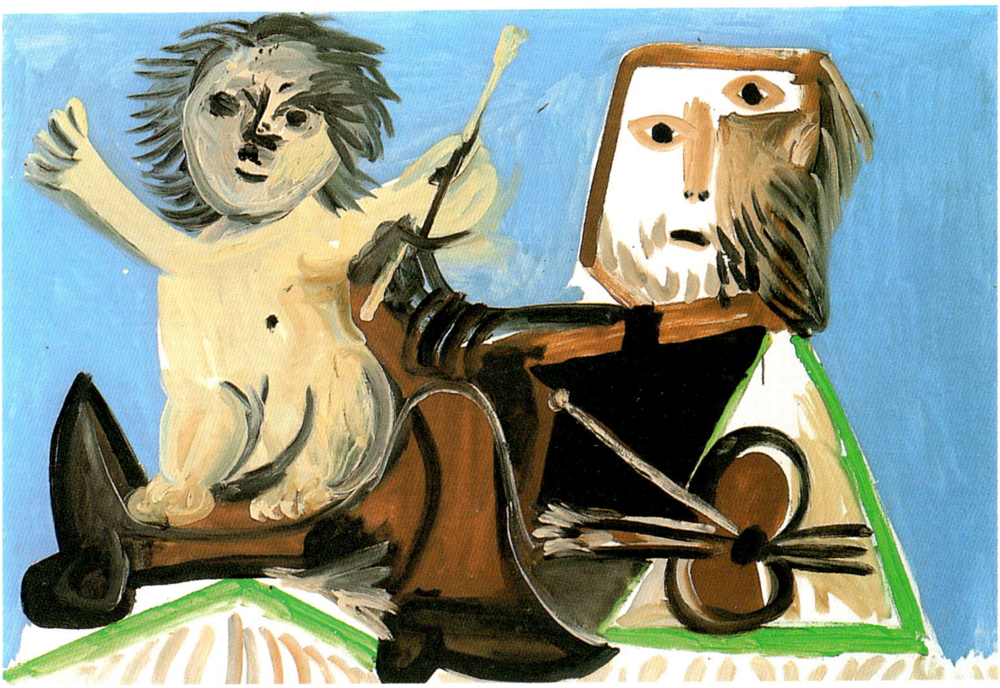

Der Maler und das Kind 1969

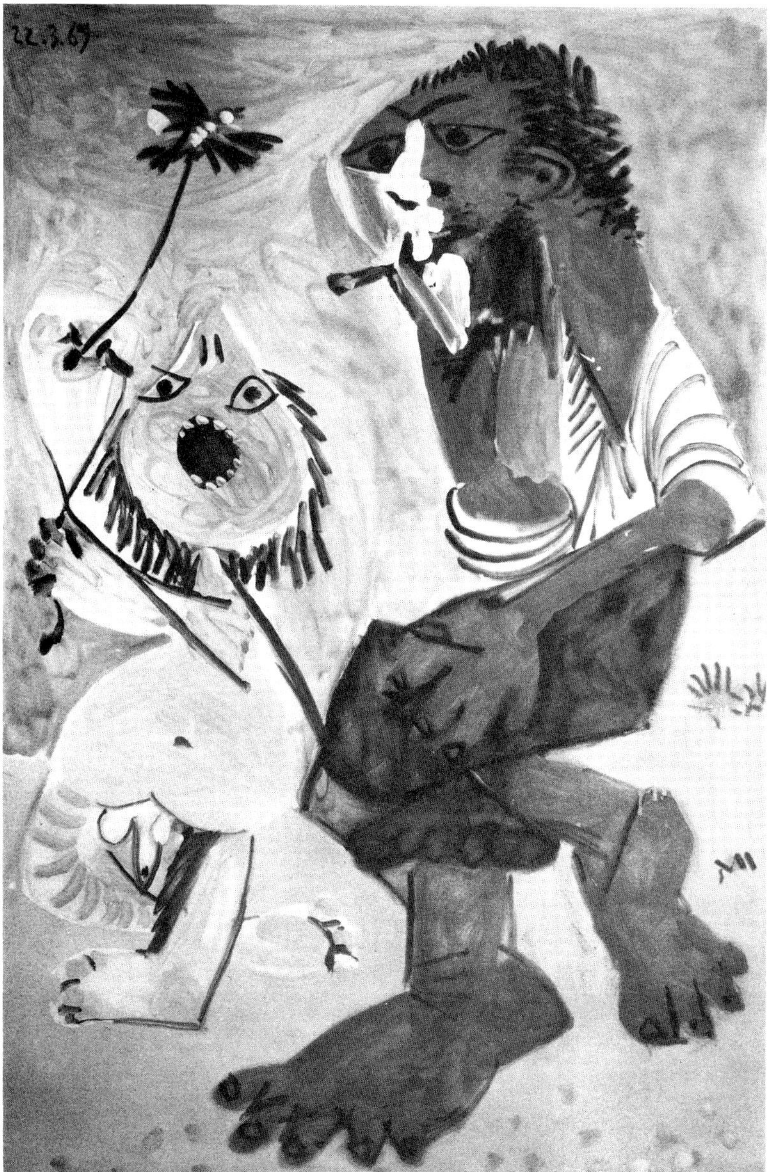

Mann und Kind mit Vogel   1969

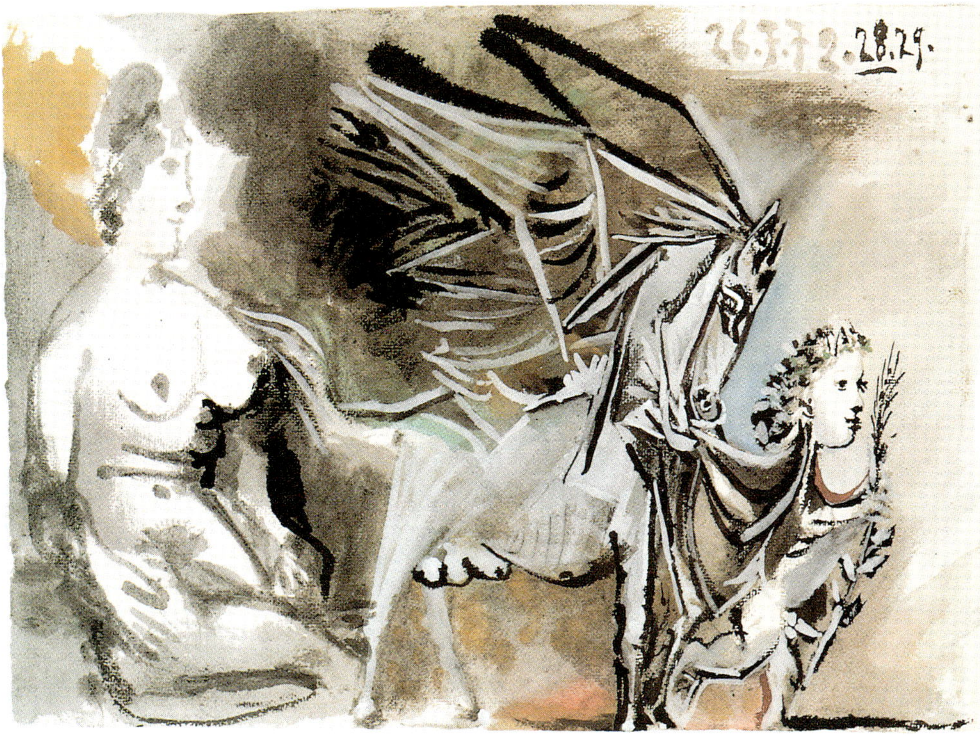

Geflügeltes Pferd, von einem Kind geführt, das einen Zweig hält 1972

Anmerkungen

1 Picasso, 18. April 1935; zitiert nach *Picasso Ecrits*, herausgegeben von Marie-Laure Bernadac und Christine Piot, mit einem Vorwort von Michel Leiris, Paris 1989, S. 1.

2 Abgesehen von solchen Kindern, die ihm besonders nahestanden, die, wie Catherine Hutin, die Tochter Jacquelines, zum Hausstand zählen (mit Ausnahme der Tochter von Piero und Landa Crommelynck), verschwindet das Kinderporträt in den letzten Jahrzehnten.

3 Siehe dazu Jörg Traeger, *Philipp Otto Runge. Die Hülsenbeckschen Kinder. Von der Reflexion des Naiven im Kunstwerk der Romantik*, Frankfurt am Main 1987, und Robert Rosenblum, *The Romantic Child. From Runge to Sendak*, London 1988.

4 George Boas, *The Cult of Childhood*, Studies of the Warburg Institute, herausgegeben von E. H. Gombrich, Bd. 29, London 1966, S. 8.

5 André Breton, *Le surréalisme et la peinture*, Paris 1928, o. P. (S. 9).

6 Siehe dazu Tilman Osterwold, *Paul Klee. Ein Kind träumt sich*, Stuttgart 1979.

7 Giovanni Francesco Caroto, *Fanciullo con pupazzetto*, Museo di Castelvecchio, Verona.

8 Brassaï, *Gespräche mit Picasso*, Reinbek bei Hamburg 1966, S. 70.

9 Zitiert nach Josep Palau i Fabre, *Picasso – Kindheit und Jugend eines Genies, 1881-1907*, München 1981, S. 135.

10 In *Carnet catalan*, 1906; zitiert nach *Picasso Ecrits*, a.a.O., S. 371.

11 Félicien Fagus in *Gazette d'Art*, Paris 1901; Nachdruck in *Cahiers d'Art*, Paris 1932, Nr. 3-5, S. 96.

12 Philippe Ariès, *L'enfant et la vie familiale sous l'Ancien Régime*, Paris 1973.

13 Dieses Bild, das Picasso auf der Weltausstellung Paris 1900 zeigte, wurde von ihm übermalt. Ein anderes Motiv, das mit Leben und Tod zu tun hat, *Das Leben* (Cleveland Museum of Art), trat an seine Stelle. Die Mutter, die das Kind trägt, steht in Kontrast zu dem schwermütigen Liebespaar.

14 Siehe dazu Antje Gerlach, »Die verlassenen Kinder der armen Leute« in *Die gesellschaftliche Wirklichkeit der Kinder in der bildenden Kunst*, Neue Gesellschaft für Bildende Kunst und Staatliche Kunsthalle Berlin, Berlin 1979, S. 205.

15 Adrien Farge, »Préface au catalogue de la deuxième exposition à Paris de l'œuvre de Picasso à la Galerie B. Weill, du 1er au 15 avril 1902«; Nachdruck in *Cahiers d'Art*, Paris 1932, Nr. 3-5, S. 96.

16 Vgl. Werner Spies, *Picasso. Das plastische Werk*, Stuttgart 1983, S. 66.

17 »There was never any more inception than there is now.«

18 Rainer Maria Rilke, *Duineser Elegien*, »Die fünfte Elegie« in *Sämtliche Werke*, Frankfurt am Main 1955, 1. Band, S. 703.

19 Ronald Johnson, »Picasso's Parisian Family and the ›Saltimbanques‹« in *Arts Magazine*, Januar 1977, Band 51, Nr. 5, S. 90-96.

20 Rainer Maria Rilke, *Duineser Elegien*, »Die fünfte Elegie«, a.a.O., S. 701.

21 Daniel-Henry Kahnweiler, *Meine Maler – meine Galerien*, Köln 1961, S. 31.

22 Jaime Sabartés, *Picasso. Gespräche und Erinnerungen*, Zürich 1956, S. 77.

23 *Bambina che corre sul balcone*, Öl auf Leinwand, 125 x 125 cm, Galleria Civica d'Arte Moderna, Mailand.

24 Siehe Hélène Seckel, in *Picasso – une nouvelle dation*, Paris 1990, S. 24.

25 Über die Rolle der Zusammenarbeit mit dem »Ballet russe« bei der Entstehung eines künstlerischen Verhaltens, das sich nicht mehr für einen einheitlichen Stil entscheidet, siehe Werner Spies, »Parade – das antinomische Lehrstück. Picassos Beschäftigung mit Achille Vianellis *Scene popolari di Napoli*« in: Werner Spies, *Kontinent Picasso*, München 1988, S. 31-43.

26 Montrouge 1918, Z. III, 122.

27 Georges Hugnet, *Pleins et déliés*, Paris 1972, S. 177. (Ich verdanke diesen Hinweis Hélène Seckel.)

28 Allenfalls könnten wir noch eine Bleistiftskizze aus den späten dreißiger Jahren anführen. Aber diese hat eher eine karikierende Absicht. Picasso stellt sich neben Marie-Thérèse Walter zusammen mit acht Kindern dar. Nicht in Zervos. Katalog *Une collection Picasso. Œuvres de 1937-1946*, Galerie Jan Krugier, Genf 1973, Abb. 115.

29 Werner Spies, *Der Radierzyklus Traum und Lüge Francos*, Frankfurt am Main 1968; Nachdruck in: Werner Spies, *Kontinent Picasso*, a.a.O., S. 45-61.

30 In *Picasso Ecrits*, a.a.O., S. XXI.

31 Eintragung vom 19. März 1938, *Picasso Ecrits*, a.a.O., S. 189.

32 *Les quatre petites filles*, geschrieben zwischen dem 24. November 1947 und dem 13. August 1948. *Picasso Ecrits*, a.a.O., S. 297.

33 Robert Rosenblum, *The Romantic Child...*, a.a.O., S. 29.

34 Raymond Cogniat, »Picasso: Figures au pluriel« in *International Art Book*, Lausanne 1959, S. 36.

35 Françoise Gilot, *Vivre avec Picasso*, Paris 1965, S. 240.

36 *Picasso Ecrits*, a.a.O., S. 328.

37 Gertrude Stein, *Picasso*, London 1938, S. 14f.

38 Picasso, *Poèmes et lithographies*, 11. Februar - 16. September 1941. Erstausgabe begleitet von Lithographien aus dem Jahre 1949, Paris 1954. Nachdruck in *Picasso Ecrits*, a.a.O., S. 287f.

39 Kahnweiler, in *Aujourd'hui*, Paris, September 1955, S. 13.

Verzeichnis der Abbildungen

Geordnet nach der Reihenfolge ihrer Entstehung

Zwei Jünglinge 1905
Les adolescents

Öl auf Leinwand. 151.5 x 93.7 cm
National Gallery of Art, Washington
Seite 42

Die Frisur 1906
La Coiffure

Öl auf Leinwand. 175 x 99.7 cm
The Metropolitan Museum of Art,
New York
Seite 36

Mann, Frau und Kind 1906
Homme, femme et enfant

Öl auf Leinwand. 115 x 89 cm
Öffentliche Kunstsammlung Basel,
Kunstmuseum
Seite 37

Die beiden Brüder 1906
Les deux frères

Gouache auf Karton. 80 x 59 cm
Musée Picasso, Paris
Seite 38

Die beiden Brüder 1906
Les deux frères

Öl auf Leinwand. 142 x 97 cm
Öffentliche Kunstsammlung Basel,
Kunstmuseum
Seite 41

Mutter und Kind 1907
Mère et enfant

Öl auf Leinwand. 81 x 60 cm
Musée Picasso, Paris
Seite 45

Kleines Mädchen mit Puppe 1917
Jeune fille à la poupée

Bleistift auf Papier. 30 x 24.5 cm
Seite 46

Fräulein Rosenberg 1918
Mademoiselle Rosenberg

Bleistift auf Papier. 32 x 22.5 cm
Seite 9

Mädchen mit Reifen 1919
Fillette au cerceau

Öl auf Leinwand. 142 x 79 cm
Musée national d'art moderne
Centre Georges Pompidou, Paris
Seite 47

Die Erstkommunion 1919
Les premiers communiants

Öl auf Leinwand. 100 x 81 cm
Musée Picasso, Paris
Seite 48

Die Kommunion 1919
Les communiants

Öl auf Leinwand. 35 x 24 cm
Seite 49

Mutterschaft 1921
Maternité

Öl auf Leinwand
Seite 53

Mutter und Kind 1921
Maternité

Öl auf Leinwand. 154 x 104 cm
Bayerische Staatsgemäldesammlungen,
München
Seite 54

Frau und Kind am Strand 1921
Femme et enfant au bord de la mer

Öl auf Leinwand. 143 x 162 cm
The Art Institute of Chicago
Seite 55

Porträt eines Kindes
im Pierrotkostüm 1922
Portrait d'un enfant en costume de pierrot

Gouache und Aquarell. 11.7 x 11.5 cm
Musée Picasso, Paris
Seite 51

Familie am Strand 1922
Famille au bord de la mer

Öl auf Holz. 17.6 x 20.2 cm
Musée Picasso, Paris
Seite 52

Mutter und Kind 1922
Mère et enfant

Öl auf Leinwand. 100 x 81 cm
The Baltimore Museum of Art:
The Cone Collection
Seite 60

Kopf eines jungen Mannes 1923
Tête de jeune homme

Fettstift. 62.1 x 47.4 cm
The Brooklyn Museum, Brooklyn
Seite 50

Paolo auf einem Esel 1923
Paul, fils de l'artiste, à deux ans

Öl auf Leinwand. 100 x 81 cm
Sammlung Bernard Picasso, Paris
Seite 58

Paolo beim Zeichnen 1923
Paul dessinant

Öl auf Leinwand. 130 x 97.5 cm
Musée Picasso, Paris
Seite 59

Paolo als Harlekin 1924
Paul en harlequin

Öl auf Leinwand. 130 x 97.5 cm
Musée Picasso, Paris
Seite 57

Paolo als Pierrot
(Der Sohn des Künstlers) 1925
Paul en Pierrot (Le fils d'artiste)

Öl auf Leinwand. 130 x 97 cm
Musée Picasso, Paris
Seite 56

Paolo, der Sohn des Künstlers,
als Pierrot 1929
Portrait de Paulo, le fils de l'artiste, en Pierrot

Öl auf Leinwand. 130 x 97 cm
Seite 63

Blinder Minotaurus, von einem
Mädchen geführt 1934
Minotaure aveugle, conduit par une petite fille

Kohle auf Papier. 51 x 35 cm
Privatsammlung, Hamburg
Seite 68

Der blinde Minotaurus, von einem Mädchen begleitet 1934
Minotaure aveugle, guidé par une fillette
Tusche, Öl, Mischtechnik, 35 x 51 cm
Seite 69

Minotauromachie 1935
La Minotauromachie
Radierung, 49.6 x 69.3 cm
Seite 72

Mann mit Maske, Frau und Kind in seiner Wiege 1936
Homme masqué, femme et enfant dans son berceau
Feder und Tusche, laviert, 50.3 x 66 cm
Musée Picasso, Paris
Seite 70

Mann mit Maske, Frau mit Kind auf dem Arm 1936
Homme masqué, femme avec enfant sur le bras
Feder und Tusche, laviert, 66 x 50 cm
Musée Picasso, Paris
Seite 71

Studie zu Guernica 1937
Étude pour Guernica
Öl auf Leinwand, 55 x 46 cm
Seite 65

Mutter mit totem Kind auf Leiter, Studie zu Guernica 1937
Étude pour Guernica
Bleistift und farbige Kreide auf Papier
45.7 x 24.4 cm
Museo Nacional del Prado,
Cason del Buen Retiro, Madrid
Seite 67

Studie zu Guernica 1937
Étude pour Guernica
Tusche auf Papier, 24 x 45 cm
Seite 74

Der Schmetterlingsfänger 1938
Le chasseur de papillons
Öl auf Leinwand
Seite 77

Maya mit Boot 1938
La fille de l'artiste avec un bateau
Öl auf Leinwand, 61 x 46 cm
Sammlung A. R.
Seite 80

Maya mit Puppe 1938
La fille de l'artiste avec sur les bras une poupée coiffée d'un béret de marin
Öl auf Leinwand, 73 x 60 cm
Musée Picasso, Paris
Seite 81

Frau mit Katze und Kind 1938
Femme, chat sur la chaise et enfant sous la chaise
Feder und Tusche, 44.3 x 68 cm
Musée Picasso, Paris
Seite 82

Kind mit Schnuller unter dem Stuhl 1938
Enfant a la sucette sous la chaise
Öl auf Leinwand, 61 x 46 cm
Seite 83

Kind auf einem Stuhl 1939
Enfant dans une chaise
Öl auf Leinwand, 55 x 38 cm
Seite 79

Sitzendes Kind 1939
Enfant assis
Öl auf Leinwand, 73 x 60 cm
Privatsammlung
Seite 84

Knabe mit Languste 1941
Jeune garçon à la langouste
Öl auf Leinwand, 130 x 97.3 cm
Musée Picasso, Paris
Seite 87

Die Tochter des Künstlers 1942
La fille de l'artiste
Bleistift auf Papier, 35 x 21 cm
Seite 11

Die Tochter des Künstlers 1943
La fille de l'artiste
Bleistift auf Papier, 37 x 31 cm
Seite 78

Erste Schritte 1943
Mère et enfant
Öl auf Leinwand, 130 x 97 cm
Yale University Art Gallery, New Haven, Connecticut
Seite 86

Kind mit Tauben 1943
L'enfant aux colombes
Öl auf Leinwand, 162 x 130 cm
Musée Picasso, Paris
Seite 87

Mutterschaft (Vert-Galant Park) 1944
Maternité (Vert-Galant Parc)
Tusche, Aquarell und Gouache auf Papier
30.5 x 40.7 cm
Seite 91

Das Leichenhaus 1945
Le charnier
Öl und Kohle auf Leinwand
199.8 x 250 cm
The Museum of Modern Art, New York
Seite 88

Claude in seinem kleinen Auto 1949
Claude a deux ans dans sa petite voiture
Öl auf Leinwand, 130 x 97 cm
Seite 90

Claude mit Pferdchen 1949
Claude à deux ans
Öl auf Leinwand, 130 x 96.5 cm
Seite 108

Claude 1950
Claude
Lithographie, 38 x 52 cm
Seite 10

Frau, neben ihren Kindern zeichnend 1950
Femme dessinant auprès de ses enfants
Öl auf Holz, 208 x 130 cm
Seite 99

Seilhüpfendes Mädchen 1950
Petite fille sautant à la corde
Bronze, nach einer Assemblage gegossen
153 x 62 x 65 cm
Musée Picasso, Paris
Seite 100

Frau mit Kinderwagen 1950
Femme à la voiture d'enfant
Bronze, nach einer Assemblage gegossen
203 x 145 x 60 cm
Musée Picasso, Paris
Seite 101

Paloma mit einem Spielzeugfisch 1950
Paloma, fond rouge
Öl und Ripolin auf Sperrholz
130 x 97 cm
Seite 109

Massaker in Korea 1951
Massacre en Corée
Öl auf Sperrholz, 110 x 200 cm
Musée Picasso, Paris
Seite 75

Françoise Gilot mit Tochter Paloma und Sohn Claude 1951
Françoise Gilot avec sa fille Paloma et son fils Claude
Ripolin auf Sperrholz, 114 x 146 cm
Seite 102

Paloma und ihre Puppe auf schwarzem Grund 1952
Paloma et sa poupée, fond noir
Lithographie, 73 x 55 cm
Sammlung Ludwig, Köln
Seite 93

Pavian mit Jungem 1952
La guenon et son petit
Bronze, nach einer Assemblage gegossen
55 x 34 x 63 cm
Musée Picasso, Paris
Seite 97

Schlafende Paloma 1952
Paloma endormie
Öl auf Sperrholz, 116 x 158 cm
The Museum of Modern Art, New York
Seite 106

Gemeinsame Zeichnung Picassos mit Paloma und Claude 1953
Bleistift und Farbstift auf Papier
66 x 49,5 cm
Seite 94

Die Mahlzeit der Kinder 1953
Le repas des enfants
Öl auf Sperrholz, 98 x 130 cm
Seite 103

Kind mit einem Auto spielend 1953
Enfant jouant avec un camion
Öl auf Leinwand, 130 x 96,5 cm
Musée Picasso, Paris
Seite 104

Vor dem Garten 1953
Devant le jardin
Öl auf Leinwand, 150,5 x 98,5 cm
Privatsammlung
Seite 105

Palomas Puppen um 1953
Holz
Sammlung Paloma Picasso Lopez
Seite 98

Das Piano 1957
Le piano
Öl auf Leinwand, 130 x 96 cm
Museu Picasso, Barcelona
Seite 113

Las Meninas, Infantin Margarita María 1957
Les Ménines, Infant Margarita María
Öl auf Leinwand, 41 x 32,5 cm
Museu Picasso, Barcelona
Seite 114

Las Meninas, Dona Isabel de Velasco, der Zwerg, das Kind und der Hund, Nr. 42 1957
Les Ménines, Dona Isabel de Velasco, le nain, l'enfant et le chien, No 42
Öl auf Leinwand, 130 x 96 cm
Seite 115

Seite aus dem Carnet ›Dibujos y escritos‹
Seite IX, 9. Januar 1959
Seite 110

Die Frühstückenden 1961
Les déjeuners
Kreide auf Papier, 33 x 50 cm
Seite 92

Badende 1961
Baigneuses
Kreide auf Papier, 33 x 50 cm
Seite 92

Die Frühstückenden 1961
Les déjeuners
Kreide auf Papier, 25 x 35 cm
Seite 92

Die Frühstückenden 1961
Les déjeuners
Kreide auf Japanpapier, 25 x 35 cm
Seite 92

Frau mit Kind 1961
Femme à l'enfant
Ausgeschnittenes Blech, gefalzt und bemalt, 129 x 55 cm
Seite 96

Der Raub der Sabinerinnen 1963
L'enlèvement des Sabines
Öl auf Leinwand, 195 x 130 cm
Museum of Fine Arts, Boston
Seite 89

Musketier und Amor 1969
Mousquetaire et Amour
Öl auf Leinwand, 194 x 130 cm
Sammlung Ludwig, Köln
Seite 116

Rembrandtsche Figur
und Amor 1969
Personnage rembranesque et Amour

Öl auf Leinwand. 162 x 130 cm
Picasso-Sammlung der Stadt Luzern:
Donation Rosengart
Seite 117

Der Maler und das Kind 1969
Le peintre et l'enfant

Öl auf Leinwand. 130 x 195 cm
Musée Picasso. Paris
Seite 119

Mann und Kind mit Vogel 1969
Homme et enfant à l'oiseau

Öl auf Leinwand. 195 x 130 cm
Seite 120

Ohne Titel 1971
Sans titre

Manière noire. 32 x 42 cm
Seite 111

Musketier und Kind 1972
Mousquetaire et enfant

Öl auf Leinwand. 162 x 130 cm
Musée Picasso. Paris
Seite 118

Geflügeltes Pferd. von einem Kind
geführt. das einen Zweig hält 1972
*Cheval ailé, mené d'un enfant
qui tient une branche*

Gouache und Tinte. 31.5 x 44.5 cm
Privatsammlung
Seite 121

PHOTODOKUMENTE

Der vierjährige Pablo

Seite 7

Werbephotographie des Photo-
ateliers Grandval 1914

Seite 48

Paolo auf einem Esel 1923

Seite 62

Paolo als Torero um 1930

Musée Picasso. Paris
Seite 64

Picasso beim Zeichnen mit Paloma
und Claude 1953

Seite 95

Picasso in der Sänfte
mit Paloma und Claude um 1955

Musée Picasso. Paris
Seite 2

Spielzeugautos: Panhard
und Renault

Seite 97

Photonachweis

Bayerische Staatsgemälde-
sammlungen. München 54
Mit freundlicher Unterstützung
der Galerie Beyeler. Basel 84
Photographie Giraudon. Vanves 35. 115
Musée national d'art moderne. Centre
Georges Pompidou. Paris 47
Musée Picasso. Paris Einband. 2. 38.
45. 48 (2). 52. 64. 81. 87. 104. 118 f.
Museu Picasso. Barcelona 113
National Gallery of Art. Washington 42
Öffentliche Kunstsammlung Basel.
Martin Bühler 37
Réunion des Musées Nationaux. Paris
57
Sotheby's. London 79. 91. 94 f.
Staatsgalerie Stuttgart 31

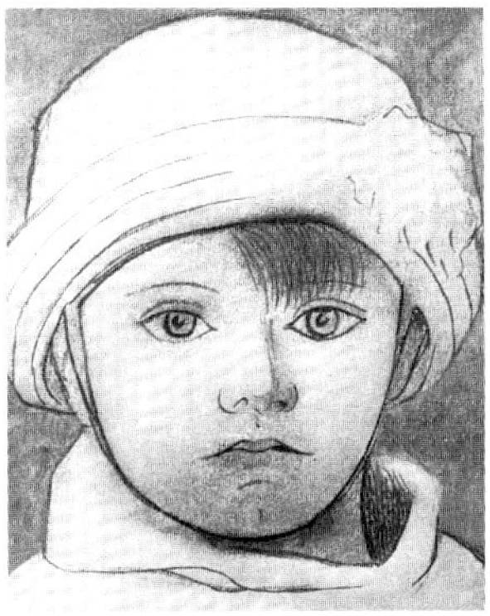

Paolo,
der Sohn des Künstlers,
mit rundem Hut
1923